의대 수업의 모든 것

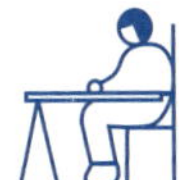

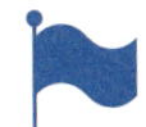

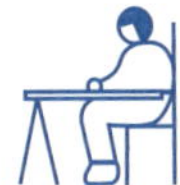

의대 수업의 모든 것

연세대학교
의과대학
ARMS 지음

화학과 생물에서 해부와 임상까지,
의대 과목 길잡이

플루토

미래의 후배들에게
전하는 말

대학에 진학하기 위해 열심히 고민하던 시절, 의대에 오면 무엇을 배우는지, 의대를 졸업한 후 환자를 진료하는 것 말고 다른 길은 없는지 등 궁금한 것이 참 많았습니다. 당시에는 물어볼 누군가도, 찾아볼 책이나 자료도 부족했었지요.

막상 졸업을 앞둔 시점에서 돌이켜보면, 그때 생각했던 의대와 제가 몸으로 겪으며 지내온 의대는 참 다른 것 같습니다. 예과는 제가 생각했던 것보다 더 재밌고, 잊을 수 없는 추억이 가득한 아름다운 시간이었습니다. 본과 1, 2학년은 생각보다 더 힘들었고, 공부할 내용이 정말 많아서 다시 하라면 절대 못할 것 같다는 생각이 들 정도입니다. 그럼에도 그 시절을 이겨냈다는 것이 큰 자부심으로 남아 있습니다. 본과 3학년 실습은 생각보다 훨씬 즐거웠습니다. 의대에 와서 배운 지식이 실제 사람을 살릴 수 있다는 것을 두 눈으로 목격한 귀중한 시간이었고요.

최근 들어 지금 아는 것을 그때 알았더라면 그렇게 치열하게 고민하지 않고, 망설임 없이 의대 진학을 선택했을 것 같다는 생각을 합니다. 지금도 어디에선가 치열하게 자신의 꿈을 찾느라 고민하는 친구들이 많이 있을 겁니다. 그중에 의료계에 종사하겠다는 꿈을 꾸고 있는 친구들도 있겠지요. 그런 친구들에게 이 책이 닿으면 좋겠습니다. 의대에서의 6년 동안 정말 다양한 경험을 하고 많은 것을 배울 수 있습니다. 그 시간에서 얻은 경험과 지식이 타인에게 안녕과 시간을 선물할 수 있는 것들이라는 게 참 감사합니다. 그 마음을 조금이나마 이 책에 담아보았습니다. 우리들의 마음이 미래의 후배들에게 잘 전달되기를 바랍니다.

—안철우

벌써 책 집필의 마무리 단계라니 시간이 정말 빠른 것 같습니다. 의대에 입학한 지 얼마 안 된 것 같은데, 벌써 서른을 걱정하는 나이가 되었네요. 지금까지의 삶을 돌아보며 이 글을 읽는 여러분에게 지금까지 제가 의학도로서 느꼈던 것들을 전합니다.

우선 의업을 직업으로 삼고자 결심했다면 잘 생각했다고 말하고 싶습니다. 돈 때문일까요? 글쎄요, 저는 의사의 매력이 돈에 있다고 생각하지는 않습니다. 제가 생각하는 의사의 핵심 매력은 바로 남을 도와주는 직업이라는 것에 있습니다. 의대에서 강의를 들을 때 한 교수님이 '남을 도와주는 직업을 갖는 것은 축복'이라고 한 적이 있습니다. 저는 요즘 그 말이 참 와닿습니다.

이 글을 쓰는 저는 지금 육군에서 의무병으로 복무 중입니다. 어느 날 선임이 저를 부르더니 옆 생활관의 취사병이 아프다고 하는데 한 번 봐달라고 했습니다. 이야기를 나누어보니 전형적인 방아쇠수지증후군(힘줄이 염증으로 인해 부드럽게 움직이지 못하여 손가락이 잘 펴지지 않고, 방아쇠처럼 튕기며 펴지는 증후군)이었습니다. 그래서 의심되는 질병을 설명하고, 알고 있는 치료법을 이야기한 후 군의관에게 상담을 받으라고 했습니다. 그 취사병이 바빠서 외진 일정을 잘 잡지 못해 제가 매번 신청했는지 확인하기도 했습니다. 이후 그 취사병은 병원급 부대에서 방아쇠수지증후군을 진단받은 후 다행히 약물치료를 받아서 완치되었습니다.

이런 일도 있었습니다. 일과가 끝나고 저녁 식사 중이었습니다. 한 취사병이 조리를 하다가 칼에 손가락이 약간 깊게 베어 저에게 밴드가 있는지 물어봤습니다. 밴드는 의무실에 있어서 지금은 없다고 이야기하니 취사병이 괜찮다고 하더군요. 저는 그런 취사병의 모습이 계속 눈에 밟혀 식사를 마치자마자

의무실에 가 밴드를 챙겨 식당에 두고 갔습니다. 나중에 막사에서 그 취사병을 만났는데 밴드 잘 받았다고, 저에게 정말 고맙다고 얘기해주었습니다. 저는 이런 일들을 겪으며 교수님이 한 말을 이해하게 되었습니다.

이 글을 읽는 여러분은 아직 제 말을 이해하기 어려울 수도 있습니다. 저도 처음에는 교수님의 말을 이해하지 못했으니까요. 그러나 이 말을 이해하게 되는 순간 삶에서 새로운 감정을 느낄 수 있습니다. 그러니 이 감정이 궁금하다면 혹은 다른 사람을 도우며 살 수 있는 삶을 원한다면 의업을 향해 자신 있게 힘껏 달려보기를 추천합니다.

―계창명

의대에 들어오기 전, 저 역시 수많은 궁금증을 안고 있었습니다. '의대생은 하루를 어떻게 보낼까?' '수업은 정말 어렵기만 할까?' '병원 실습은 어떤 모습일까?'

하지만 입학을 하고 나서도 질문에 관한 답은 그 누구도 알려주지 않았고, 결국 직접 부딪히며 하나하나 알아가야 했습니다. 처음 의대에 입학한 순간을 떠올려보면, 그저 '의사'가 되어야겠다는 막연한 마음뿐이었습니다. 그런데 의대 공부를 배우면 배울수록 의학이 얼마나 깊고 매력적인 학문인지 깨닫게 되었지요. 인체의 섬세한 원리를 탐구하는 즐거움, 질병을 이해하고 치료하는 지식의 힘, 그리고 그것이 환자 한 사람의 삶을 바꾸는 순간으로 이어지는 의미는 이루 말할 수 없을 만큼 큽니다.

이 책을 쓰는 과정에서 다시금 그 시간을 돌아볼 수 있었습니다. 힘들다고만 여겼던 날들이 사실은 나를 성장시킨 기록이었고, 그 안에는 값진 배움이 숨어 있었다는 걸요. 이런 저의 깨달음을 여러분과 나누고 싶습니다. 무엇보다 의대 생활은 단순히 공부에만 머무르지 않습니다. 다양한 경험 속에서 세상을 바라보는 시야가 점점 넓어졌고, 제가 성장하는 또 하나의 중요한 밑거름이 되었습니다.

의대 공부의 길은 분명 쉽지 않지만, 그 안에는 배움의 기쁨과 보람이 가득합니다. 그러니 막연한 두려움 대신 기대와 설렘을 안고 도전하길 바랍니다. 이 책이 조금이나마 의학의 세계를 가까이 느끼게 해주고, 언젠가 환자의 곁에 따뜻한 의사로 서 있는 당신의 모습을 그려볼 수 있기를 진심으로 응원합니다. 또한 공부만이 아니라 사람과 세상을 바라보는 시야를 넓히는 과정이 의대 생활의 중요한 부분이라는 점도 기억해주길 바랍니다.

—김예림

이 책의 기획 단계부터 계속 논의한 콘셉트는 '마치 선배가 후배에게 말하듯이'였습니다. 하지만 집필을 시작할 당시의 저는 의예과 1학년을 마친 상태로 아직 후배가 없었고, 누군가에게 의대의 교육과정에 대해 설명하는 것 자체가 어색하게 느껴졌습니다. 제가 누군가와 공유할 만큼 의대생의 학업에 대해 잘 안다고 생각하지 않았기 때문입니다. 따라서 저에게 책을 집필하는 시간은, 시선을 내면으로 돌려 저의 경험들을 하나씩 되짚어보며 그 의미를 찾는 과정이 되었습니다.

저는 예과 과목, 의대생의 연구와 진로 위주의 장들을 썼습니다. 누군가는 의대생에게 별로 중요하지 않다고 주장할 수도 있는 교육과정을 어떻게 소개할 수 있을지 매번 고민했습니다. 의대에서라면 배우는 것이 마땅하고 '의대생다운' 본과 과목과 '의사다운' 모습을 떠올리며, 제가 작성한 매 장마다 '의대생'의 색깔을 이끌어내기 위해 최선을 다했습니다. 고심 끝에 작성한 글이 여러분에게 유익함과 재미를 주면 좋겠습니다.

누군가에게 말을 하고 글로 표현할 때 생각들이 형상화되면서 구체화된다고 생각합니다. 아직 의대생이 걷는 길의 극초반에 서 있는 저에게, 지금까지의 학습 경험들을 진로의 맥락에서 이해하고 글을 통해 저만의 가치를 정리하여 공유할 수 있는 기회가 무척 소중했습니다. 개인적으로 이 책을 읽는 여러분도 현재와 미래의 꿈이 이어지며, 성장의 궤적이 그려지는 경험을 할 수 있기를 희망합니다.

—정희현

'나는 내 능력과 판단에 따라 환자에게 이익이 되는 처방을 사용할 것이며, 환자에게 해를 끼치거나 불의를 행하지 않을 것이다.'

히포크라테스 선서 원문에 나오는 문장이다. 오늘날 의과대학 졸업생이라면 모두가 히포크라테스 선서식을 한다. 이때 사용하는 선서문은 1948년 스위스 제네바에서 개최된 제22차 세계의사협회WMA, World Medical Association에서 재정한 '제네바 선언'이다. 이는 고대 그리스 시대에 만들어진 히포크라테스 선서를 현대의 시대 상황에 맞게 재해석한 버전이다. 위의 문장이 직접적으로 등장하진 않으나, 원문에 담긴 윤리적 정신은 지금까지 변치 않은 채 강조되고 있다.

첫 문장에서 알 수 있듯이 의사는 본인의 능력과 판단에 따라 환자를 치료하며, 이 과정에서 환자에게 이익이 되어야 하지 해가 되어서는 안 된다. 그러려면 당연하게도 뛰어난 능력과 판단력이 뒷받침되어야 한다.

《한 권으로 끝내는 의대 수업의 모든 것》은 그 능력과 판단력을 기르기 위한 교육기관인 의과대학에 관한 책이다. 의과대학은 의학을 공부하는 곳이다. 국립국어원에 따르면 의학의 정의는 다음과 같다.

'인체의 구조와 기능을 조사하여 인체의 보건, 질병이나 상해의 치료 및 예방에 관한 방법과 기술을 연구하는 학문.'

의대생은 기본적으로 인체의 구조와 기능을 알아야 한다. 정상적인 인체가 어떤 형태인지, 어떤 특성을 갖고 있는지, 그리고 어떻게 작동하고 있는지를 알아야 한다는 말이다. 그다음 만약 누군가에게 질병이 발생하면 기존의 정상 상태에서 어떤 것이 어떻게 변하는지 알아야 한다. 다음 단계로는 이를 바탕으로 해당 질병을 어떻게 치료할지 알아야 한다. 더 나아가 처음부터 이런 질병이 발생하지 않도록 하기 위해 어떤 조치를 미리 취해야 예방할 수 있는지를 알아야 한다. 이것이 의학의 정의에서 알 수 있는 의학의 흐름이자, 실제로 의과대학 교육과정에서 의학을 공부하는 방식이다. 본과 1학년은 인체의 정상 상태에 관한 학문인 기초의학을 공부하며, 2학년은 인체를 비정상 상태로 만드는 질병과 그 치료법에 대한 학문인 임상의학을 배운다.

《한 권으로 끝내는 의대 수업의 모든 것》은 제목처럼 의과대학 수업의 모든 것, 그리고 의대생의 삶과 진로를 담은 책이다.

1장에서는 의과대학 예과를 소개한다. 예과는 거의 모든 의대생의 황금기이자, 의학을 본격적으로 공부하기에 앞서 다양한 측면에서 알아보는 시기이다. 2장에서는 쏟아지는 의학 지식, 끊임없는 시험과 함께하는 본과 1, 2학년을 다루고, 3장에서는 병원에서 가운을 입고 실습을 주로 하는 본과 3, 4학년을 소개한다.

4장에서는 의과대학 수업에서 또 다른 큰 축을 차지하는 연구 역량 교육을 소개한다. 의학의 신뢰성을 높이고, 더 발전하도록 하려면 반드시 의사도 연구를 해야 한다. 마지막으로 5장에서는 의대를 졸업한 의사가 선택할 수 있는 다양한 진로를 소개한다.

의과대학은 다른 단과대학과 다르게 예과 2년, 본과 4년을 거치는 6년제로 구성되어 있으며, 각 학년에 따라 상당히 다른 형태의 교육을 받는다. 자유롭게 원하는 것을 마음껏 공부하며 여유롭게 시간을 보낼 때도 있고, 하루 종일 의자에 앉아 밤새 의학 공부에 모든 것을 쏟아부을 때도 있고, 수술방에 들어가 실제 수술에 참여할 때도 있다. 이런 여러 교육과 배움이 모여 환자에게 이익이 되는 진료를 하며, 환자에게 해를 주지 않을 능력과 판단력을 갖춘 의사로 성장해나간다.

《한 권으로 끝내는 의대 수업의 모든 것》을 쓴 저자는 모두 다양한 학년에 재학 중인 연세대학교 의과대학 학생들이다. 최대한 각 학년에서 공부하는 내용과 공부하면서 느낀 것들을 있는 그대로 생생하게 담기 위해 노력했다. 다만 연세대학교 의과대학 교육과정을 위주로 썼으므로 다른 대학교 의과대학에서 배우는 내용과는 차이가 있다. 그러나 의학을 바라보는 관점, 의학 교육에 대한 가치관, 그리고 교육과정의 거시적인 틀은 어느 대학교나 큰 차이가 없으리라 생각한다.

의과대학 진학을 고려하는 학생이거나 혹은 별 관심 없는 학생들이라도 이 책을 읽고 의학이라는 학문에 관심을 갖게 되는 독자가 있다면 그보다 더 큰 기쁨이 없을 것 같다. 의학은 참 재미있는 학문이며, 누군가에게 도움을 줄 수 있는 지식을 배우는 것 자체로 크나큰 의의를 갖는 학문이라고 생각한다. 또한 의과대학에서는 이런 걸 배운다를 넘어 의사가 되기 위해 무엇을 배우고 어떤 능력을 갖추어야 하고, 이것들이 왜 중요한지 생각해볼 수 있는 시간이 되면 좋겠다.

이제 의과대학 6년의 시간을 함께 살펴보자. 분명 흥미로울 것이다.

대표 저자

안철우

의대 입학 이후의 삶과 진로 로드맵

　의과대학에 입학한 학생은 예과와 본과를 지나 졸업한 뒤 인턴, 전공의 그리고 전문의가 되는 과정을 거친다. 이 과정에서 의대생이 배우는 전공 수업과 내용을 이야기하기 전에 의료계에서 사용하는 기본 용어를 설명하고, 대부분 의대생의 로드맵을 소개한다. 여기서 말하는 로드맵이란 의대생이 어떻게 의학을 공부하고, 의사가 된 후에는 어떤 삶을 살아가는지에 관한 간단한 요약을 뜻한다. 이를 통해 의대생이 무엇을 배우고, 어떻게 살아가는지 대략이나마 큰 그림을 그릴 수 있을 것이다. 물론 모든 의대생이 이 로드맵을 그대로 따르지는 않는다. 로드맵 안에서도 능동적으로 삶을 설계하여 결국 각자 다른 삶을 살아간다.

　의과대학의 시작은 예과다. 정식 명칭은 의예과이며, 보통 2년이다. 대학에 따라 의과대학 소속인 대학도 있고 자연대학 소속인 대학도 있다. 연세대학교 의예과도 원래는 이과대학 소속이었으나 몇 년 전 의과대학 소속으로 변경되었다. 예과는 본격적인 의학 공부를 하기 전에 다양한 교양 수업을 들으며 대학 생활을 즐길 수 있는 자유로운 시기다. 최근에는 예과 기간이 1년 반으로 줄고 있지만, 본과에 비해 여유롭고 행복한 시기라는 것은 변함없다. 대부분은 큰 무리 없이 본과에 진급한다. 간혹 예과 시기의 즐거움에 취해 공부보다 노는 데 열중하는 학생들도 있다. 이들은 학점, 기본 이수 조건 같은 본과 진급 요건을 갖추지 못해 예과를 1년 더 하는 예3을 하기도 한다.

예과 다음 과정은 본과다. 본과의 정식 명칭은 의학과로, 누군가에게 자신의 소속을 말할 때는 '연세대학교 의과대학 의학과 n학년'이라고 한다. 본과부터 의대생으로서 배워야 할 과목을 본격적으로 배우기 시작한다. 본과 1~2학년 때는 이론을 배우면서 매일 시험을 보고, 3~4학년 때는 대학병원에서 실습을 돌며 임상 현장에서 공부한다. 본과 4학년 때 의사국가고시를 통과하면 마침내 의사 면허를 받아 의사가 된다. 의과대학을 졸업하고 시험을 통과한 의사는 일반의GP, General Practitioner라고 부른다. 진짜 의사로서의 삶이 시작되는 것이다.

의사 면허를 받으면 크게 두 가지 진로로 나뉜다. 의과대학 졸업생이자 면허를 받은 사람 대부분은 대학병원 인턴internship으로 근무한다. 인턴은 대학병원의 다양한 과에서 번갈아가며 근무하면서 각 과에 관해 자세히 알아가고, 이때의 경험이 추후 자신의 전공이나 전문 분야를 선택할 때 중요한 기준이 된다. 졸업생 가운데 일부는 일반 의원을 열거나 일반 병원에 취직해 일반의로 근무하지만, 그 수가 많지는 않다.

그렇다면 대다수 의대생이 거쳐가는 인턴을 선택한 졸업생은 어떤 삶을 살까?

1년간 인턴 생활을 마친 의대생은 자신이 전공하고 싶은 과를 선택해 지원하고, 선발되면 해당 과에서 수련을 하는 전공의가 된다. 예를 들어 본인이 재활의학과에 지원하여 선발되었다면 재활의학과 전공의가 되고, 그 전공의를 바로 레지던트residency라고 부른다. 전공의의 수련 기간은 과마다 다르지만 대개 4년이며, 외과나 소아청소년과처럼 3년인 과도 있다. 전공의와 인턴을 합쳐 병원에서 수련을 하는 의사라는 뜻에서 수련의라고 부른다.

전공의 수련을 마치면 각 전공에 따른 전문의 시험을 보고, 합격하면 해당 과의 전문의가 된다. 재활의학과 4년차가 재활의학과 전문의 시험에 합격하여 수련을 끝내면 재활의학과 전문의가 되는 것이다. 전문의를 취득한 사람 가운데 대학병원에 남아 진료를 보고 전공의 교육 등을 하는 인원을 전임의 또는 펠로우fellowship라고 부른다. 펠로우 가운데 일부는 다시 여러 절차를 거쳐 해당 과의 교수가 된다. 전문의 가운데 대학병원에 남지 않거나 펠로우를 하다가 대학병원을 나온 사람은 주로 본인이 전공한 분과를 전문으로 하는 병원을 개원한다. ○○이비인후과, ○○안과 등 병원 이름에 분과 이름이 적혀 있는 병원은 해당 분과의 전문의 자격증이 있는 의사가 개원한 병원이다.

남학생은 병역이라는 한 가지 과정을 더 거쳐야 한다. 예전에는 레지던트가 끝나고 공보의(공중보건의사)나 군의관으로 가는 경우가 제일 많았다. 공보의는 농어촌 같은 의료 취약 지역의 보건소 등에서 공중보건 업무를 맡고, 군의관은 장교 신분으로 군 병원이나 부대 의무실 등에서 군인과 군무원의 건강 관리를 담당한다. 일반 현역 군대보다 상당히 편한 생활을 할 수 있다는 점, 임상 경험을 쌓을 수 있다는 점 때문에 많은 의사가 공보의나 군의관으로 갔으나, 요즘은 36개월이라는 긴 복무 기간 때문에 현역병으로 입대하는 의대생이나 의사가 늘고 있다.

의대생의 최종 진로는 의사다. 물론 기초의학을 연구하는 사람이 될 수도, 제약회사에서 일할 수도, 아니면 의료 분야와는 아예 다른 일을 할 수도 있다. 그러나 대부분은 임상의로 살아가며 환자를 치료하고 그들에게 더욱 건강한 삶, 더 나아가 시간을 선물해주는 일을 한다.

《한 권으로 끝내는 의대 수업의 모든 것》에서는 의사가 되기까지의 과정, 즉 의대생일 때의 교육과정을 설명한다. 특히 저자 모두 연세대학교 소속 의대생이므로 의사가 되기 위해 배우는 연세대학교 의과대학의 교육과정, 그 교육과정에 들어 있는 수업의 목적과 내용을 집중적으로 소개한다.

목차

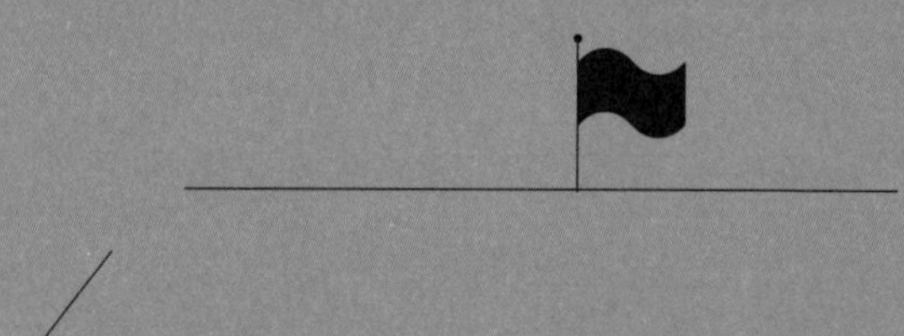

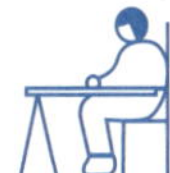

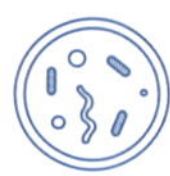

2 장

의사가 되기 위한 기초 과정

의과대학 본과 1, 2학년

연세대학교 의과대학 교육과정

2023 · 의학1

년도	학년	월	1	2	3	4	5	6	7
		주	1 2 3 4 5	6 7 8 9	10 11 12 13	14 15 16 17	18 19 20 21 22	23 24 25 26	27 28 29

1학년 1학기(기본의학과정) (1주~20주)

년도	학년			
2023	의학1	오전	CDP 2023 교육과정 구조	

오전:

- **의학의 기초** 세포대사와 분자생물 −6주, 104시간
- **생체방어** 면역과 병인기전 −5주, 59시간
- **임상의학입문** 임상의학입문 −9주, 58시간
- **의학의 기초** 세포와 조직 −6주, 65시간
- **의학의 기초** 약리학 −3주, 58시간
- **생체방어** 감염(학) −11주, 154시간

오후:

오후과정 채플, 인문사회, 학습공동체 통합역량(LC)

2024 · 의학2

년도	학년	월	1	2	3	4	5	6	7
		주	1 2 3 4 5 6 7	8 9 10 11 12 13	14 15 16 17	18 19 20 21 22	23 24 25 26	27 28	

1학년 2학기 (20주 21주 22주) · **2학년 1학기(기본의학과정)** (1주~21주)

년도	학년		1학년 2학기		2학년 1학기(기본의학과정)
2024	의학2	오전	**소화와 배설** 소화와 흡수 −6주, 103시간	1학년 2학기 겨울방학 −4주	

2학년 1학기 오전:

- **소화와 배설** 신장과 비뇨생식 −3주, 76시간
- **면역과 피부** 임상면역과 피부 −3주, 40시간
- **호르몬과 생애주기** 여성과 소아 −3주, 83시간 / 내분비 −4주, 51시간
- **뇌와 마음** 신경 −4주, 118시간 / 정신 −4주, 46시간

1학년 2학기 오전: **인체구조학 실습**

건강과 사회(금요일 오전) −19주, 66시간

오후:

1학년 2학기 오후: **오후과정**

오후과정 채플, 인문사회, 연구멘토링, 학습공동체 통합역량(LC)

기본의학 종합평가·실기시험

• 최신 교육과정이며, 본문은 이전 교육과정을 바탕으로 쓰였으므로 표와 다를 수 있습니다.

년도	학년	월	7		8				9				10				11				12			
		주	30	31	32	33	34	35	36	37	38	39	40	41	42	43	44	45	46	47	48	49	50	51	52

1학년 2학기(기본의학과정)

년도	학년			1학기	1주	2주	3주	4주	5주	6주	7주	8주	9주	10주	11주	12주	13주	14주	15주	16주	17주	18주	19주
2023	의학 1	오전	1학년 1학기 여름방학 -4주		근골격과 감각							혈액, 호흡, 순환									소화와 배설			
					근육과 골격 -4주, 62시간				두경부 -3주, 49시간			호흡 -3주, 64시간			혈액 -1주, 38시간		심장과 순환 -5주, 94시간					소화와 흡수 -6주, 103시간		
					인체구조학 실습 -20주, 88시간																			
		오후			오후과정 채플, 인문사회, 의학연구입문, 학습공동체 통합역량(LC)																			

년도	학년	월	7		8				9				10				11				12			
		주	29	30	31	32	33	34	35	36	37	38	39	40	41	42	43	44	45	46	47	48	49	50	51	52

2학년 2학기(임상실습-CORE 1, 2)

년도	학년		1학기	임상실습입문	1주	2주	3주	4주	5주	6주	7주	추석연휴-임시휴강	8주	9주	10주	11주	12주	13주	14주	15주	16주	임상의학종합평가	17주	18주	19주	20주
2024	의학 2	오전	2학년 1학기 여름방학 -2주	임상실습입문 -2주	임상실습 CORE 1 -10주								임상실습 CORE 1 -10주					임상실습 CORE 2 -10주					임상실습 CORE 2 -10주			
		오후			오후과정 인문사회, 연구멘토링, 학습공동체 통합역량(LC)								오후과정 인문사회, 연구멘토링, 학습공동체 통합역량(LC)										오후과정			

년도	학년	월		1					2				3					4				5					6				7
		주		1	2	3	4	5	6	7	8	9	10	11	12	13	14	15	16	17	18	19	20	21	22	23	24	25	26	27	28

2학년 2학기 / **3학년 1학기(임상실습-CORE 3, 4)**

년도	학년			21주	22주	23주		1주	2주	3주	4주	5주	6주	7주	8주	9주	10주	11주	12주	13주	14주	15주	16주	17주	18주	19주	20주	21주	22주
2025	의학 3	오전		임상실습 CORE 2 -10주		강화학습	2학년 2학기 겨울방학 -3주	임상실습 CORE 3 -10주										랩업기간	임상실습 CORE 4 -10주									강화학습
		오후		오후과정				오후과정: 인문사회, 연구멘토링, 학습공동체 통합역량(LC)											오후과정: 인문사회, 연구멘토링, 학습공동체 통합역량(LC)									

년도	학년	월		1					2				3					4				5					6				7
		주		1	2	3	4	5	6	7	8	9	10	11	12	13	14	15	16	17	18	19	20	21	22	23	24	25	26	27	

4학년 1학기(선택임상실습)

년도	학년			1주	2주	3주	4주	5주		6주	7주	8주	9주	10주	11주	12주	13주	14주	15주	16주	17주	18주		19주	20주	21주	22주	23주
2026	의학 4	3학년 2학기 겨울방학 -3주	의학실습·인문사회	전반 LIC -10주					설연휴-임시휴강	전반 LIC -10주								후반 LIC -10주					모의실기시험	후반 LIC -10주				강화학습
				선택임상실습 -20주						선택임상실습 -20주								선택임상실습 -20주						선택임상실습 -20주				

*4학년 1학기는 학석사 연계과정 조기졸업 사정기간을 고려한 일정임

2025 / 의학 3 (오전 · 오후)

3학년 2학기(학술심화학기, 채플)

월	주	주차	내용
7	29		3학년 1학기 여름방학 -3주
	30		
	31		
8	32		모의실기시험
	33		임상의학종합평가
	34	1주	학술심화 1
	35	2주	
9	36	3주	
	37	4주	
	38	5주	학술심화 2
	39	6주	
10	40	7주	
	41		추석연휴 - 임시휴강
	42	8주	학술심화 2
	43	9주	학술심화 3
	44	10주	
11	45	11주	
	46	12주	
	47	13주	학술심화 4
	48		임상의학종합평가
12	49	14주	학술심화 4 특성화 선택과정
	50	15주	
	51	16주	
	52		겨울방학(3주)

2026 / 의학 4

4학년 2학기(학생인턴과정, 임상종합추론, 졸업포트폴리오)

월	주	주차	내용
7	28		4학년 1학기 여름방학 -3주
	29		
	30		
8	31	1주	학생인턴 -4주
	32	2주	
	33		임상의학종합평가
	34	3주	학생인턴 -4주
	35	4주	
9	36	5주	임상종합추론 / 의사국가고시 실기시험
	37	6주	
	38	7주	
	39	8주	
10	40	9주	
	41	10주	
	42	11주	
	43	12주	
	44	13주	
11	45	14주	
	46	15주	
	47	16주	
	48		임상의학종합평가
12	49	17주	자율학습 및 졸업 포트폴리오
	50	18주	
	51	19주	
	52	20주	

**4학년 2학기 과정은 선택과정으로 운영(학-석사 연계과정 고려)

1
장

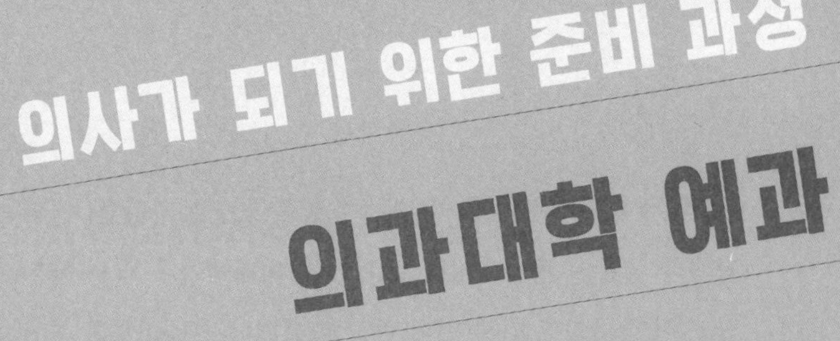

의사가 되기 위한 준비 과정
의과대학 예과

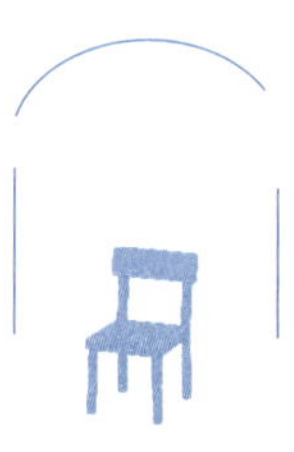

의과대학 생활의 꽃이 의학을 공부하는 본과라면, 예과는 의과대학 생활의 황금기이다. 지나가는 의대생이나 의사 아무나 붙잡고 성인이 되고 나서 언제 가장 행복했냐고 물어보면 열에 아홉은 예과 때라고 말할 것이다. 물론 다른 과를 전공하는 대학생들에게도 새내기 시절은 풋풋하고 추억이 많은 행복한 시기이다. 의대생에게는 신입생으로 보내는 예과 시기가 좀 더 특별하다.

대체로 대다수 대학교의 의과대학 예과는 성적이 크게 중요하지 않다. 물론 필수 이수 학점과 진급을 위한 요건이 있고, 이를 충족하려면 성실하게 학교생활을 해야 한다. 그러나 그 기준을 맞추기가 그렇게 어려운 편은 아니라서 비교적 자유로운 시간을 보낼 수 있다. 더욱이 예과에 비해 훨씬 힘든 본과를 앞두고 있다는 생각에 예과 때는 더욱더 열심히 하고 싶은 것을 하며 지낸다. 학점 부담이 적은 만큼 좋아하는 동아리 활동을 더 충실하게 하거나, 듣고 싶은 강의를 청강할 수도 있다. 성적에 얽매이지 않으니 원하는 공부를 마음껏 할 수 있다. 또한 미리 의학 공부를 하면서 흥미를 키우는 학생도 있고, 의학 연구에 관심 있어 교수님의 연구실에 들어가 연구를 하는 학생도 많다.

이렇게 보면 예과는 의학과는 아무 상관없는 시기인가 하는 의문이 들 수도 있다. 그렇지는 않다. 예과 때 의과대학에서 듣는 전공필수과목과 선택과목들은 의대생이 본과에서 본격적인 의학 공부를 하기 전, 이를 준비하기 위해 체계적인 과정으로 구성되어 있다.

우선 의학을 이해하는 데 꼭 필요한 화학, 생물학, 통계학, 물리학을 의학의 관점에서 배운다. 생물학에서는 다양한 질병과 이에 관련된 생물학을 배우고, 통계학에서는 의학 연구에서 활용되는 통계학을 위주로 공부한다. 영어 수업에서는 의학 용어와 외국인 환자를 진료할 때 필요한 영어 표현을 배운다. 의사로서 의술을 펼칠 때 어떤 마음가짐을 가져야 하는지, 환자를 대할 때는 어떤 방식으로 어떻게 진료해야 하는지 등 인문학적 요소가 포함된 과목도 수강한다.

이렇듯 예과는 다양한 활동을 자유롭게 하는 동시에 본격적으로 의학을 공부할 준비를 하는 시간이다. 나아가 자신에게 의학은 어떤 의미인지, 어떤 의사가 되고 싶은지 원 없이 고민하고 미래 의사로서의 정체성을 조금씩 확립해가는 시기이기도 하다. 1장에서는 예과 과목과 의대생의 삶을 알아보자.

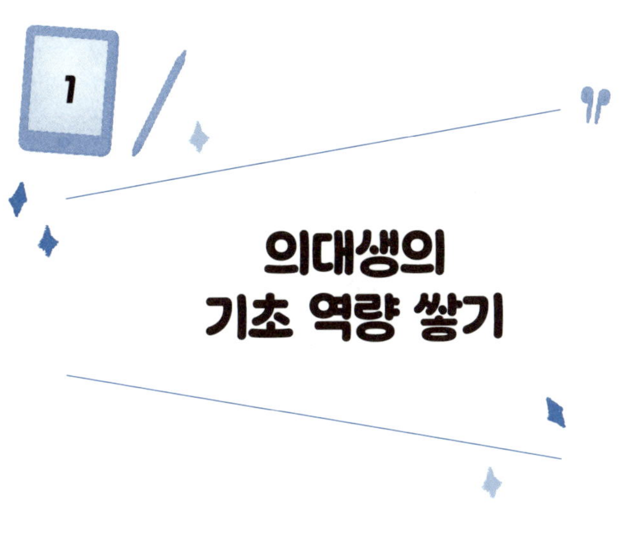

의대생의
기초 역량 쌓기

화학과 생물학

이공계 대학생은 1학년 때 일반물리학, 미분적분학 등을 들으며 전공에 대한 이해를 쌓는다. 이공계에 속하는 연세대학교 의예과 학생도 일반화학과 일반생물학을 배운다. 그러나 수업의 목적과 방향성은 다른 이공계 학생이 듣는 일반화학, 일반생물학과 크게 다르다. 의학은 기초과학 가운데 화학과 생물학을 바탕으로 하지만, 예과 1학년 학생은 탄탄한 이론적 밑바탕을 쌓으려고 배우는 것은 아니다. 중요한 몇몇 개념을 배우면서 의학과 관련된 사례 위주로 학습한다. 학습 내용에는 의대생이 정해진 시간 안에 꼭 배웠으면 하는 화학과 생물학에 관한 담당 교수님의 철학이 깊게 배여 있다.

연세대학교 의예과 교육과정에서는 'Advanced Chemistry& Experiments(고급화학)'와 'Advanced Biology&Experiments(고급생물학)'가 전공필수과목이다. 주로 이론을 설명하는 'General Chemistry& Experiments(일반화학)'와 'General Biology&Experiments(일반생물학)'는 전공선택으로, 응용 성격이 강한 고급화학과 고급생물학을 보완하는 과목이다. 고등학교 때 화학과 생물을 배우지 않아서 기초부터 차근차근 공부하고 싶거나, 일반화학과 일반생물학 내용을 더 자세히 배우고 싶은 의대생은 전공선택과목을 함께 듣기도 한다. 네 과목 모두 실험의 비중이 커서 매주 이론 두 시간, 실험 한 시간씩 배운다. 두 전공선택과목까지 듣는다면 더 많은 실험을 해볼 수 있다.

Advanced Chemistry&Experiments의 이론 수업 시간에는 원자 오비탈과 분자 오비탈, 산염기평형과 완충용액, 열화학, 무기화학 가운데 배위화학(금속이온과 리간드가 배위결합을 통해 형성한 화합물을 다루는 분야)의 기초, 유기화학의 기초를 배운다. 쉽게 말해 일반화학을 배운다고 생각하면 된다. 의대생이 일반화학을 공부하는 이유는 나중에 본과에서 생화학(생물학과 화학의 융합 학문으로, 생명체 안에서 일어나는 화학반응과 물질의 구조, 기능, 대사 과정을 연구하는 학문)과 약리학(약에 관한 학문)을 공부할 때 화학이 중요한 배경지식이 되기 때문이다. 따라서 생화학과 약리학에서 중요한 부분을 더욱 집중적으로 배운다. 의대생이 일반화학을 정석적으로 공부할 수 있는 마지막 기회라서 교수님도 의학과 관련성이 조금 떨어지는 부분까지 열정적으로 가르친다.

일반화학의 대표적인 개념을 이해하고 관련 문제 풀이를 강조하는 Advanced Chemistry&Experiments와 다르게 Advanced Biology&Experiments에서는 생물학 연구의 발전을 이해하는 데 초점을 둔다. 생물학과 의학 연구 사이의 연결고리를 중요하게 생각하기 때문이다. Advanced Biology&Experiments는 생물학 연구의 역사와 실제에 관한 큰 흐름을 따라가면서 중간중간마다 일반생물학의 개념을 배운다.

이론 수업의 처음과 중간에는 콜레라 같은 특정 질병을 중심으로 과학사의 주요 사건과 인물, 질병의 생화학적 기전을 배운다. 이 과정에서 해당 질병과 연관된 생물학적 개념인 세포의 신호전달 방법, 세포막을 통한 물질이동 방법 가운데 삼투현상 등을 다룬다. 이론 수업 뒷부분으로 갈수록 다양한 생물학 개념이 더 자주 등장하고, 실제 질병을 진단하거나 연구할 때 중요한 실험 기법도 나온다. 예를 들어 유전자발현 과정과 관련된 질병에 대한 수업에서는 샘플에 있는 mRNA 양을 비교하기 위한 서던 블랏 Southern blot과 단백질 양을 비교하기 위한 웨스턴 블랏 Western blot을 연관 지어 함께 배운다. 이처럼 Advanced Biology&Experiments는 생물학이라는 학문 자체보다 생물학과 의학의 교차점, 즉 질병을 중심으로 구성된 예과생 맞춤 수업이다.

화학과 생물학은 의학의 기초가 되는 학문이다. 그렇지만 해당 수업 시간에 배운 지식이 앞으로 의학을 공부할 때 꼭 직접적인 도움이 되는 건 아니다. 예과 수업은 본과에서 의학과 좀 더 밀접하게 연관된 기초과학 지식을 배우기 전에, 대학교에 갓 입학한 새내기가 해당 분야의 주요 내용을 경험해보며 익숙해지도록 하는 것이 목적이다. 그럼에도 교수님들은 '응용'에 수업 시간의 상당 부분을 할애한다. 응용 능력을 키울 수 있도록 Advanced Chemistry&Experiments에서는 MRI의 원리 등 의학이나 다른 첨단산업과 연관된 화학적 원리를 공부하여 조별 발표를 진행하고, Advanced Biology&Experiments에서는 조별로 생명과학 분야의 대표적인 논문을 읽고 분석한 내용을 발표한다. 이렇게 예과 때 듣는 화학과 생물 수업에서는 의과대학만의 특색이 섞인 기초학문 역량을 배운다.

영어

많은 대학 전공에서 글쓰기, 영어와 같이 대학 공부를 하는 데 필요한 언어 역량 수업을 필수과목으로 지정하고 있다. 글쓰기 수업에서는 학술 보고서와 제안서를 작성하는 방법을 배우는데, 전공과 관련이 없어도 과제를 할 때 큰 도움이 된다. 연세대학교에서는 의대생을 포함한 모든 과의 학생이 공통 글쓰기 수업을 들으면서 학술적 작문 능력을 기른다.

글쓰기와 다르게 영어는 전공에 따라 활용 방식이 달라진다. 물론 자신의 전공 수업에서 원서와 논문을 공부하고 영어 강의를 들으므로 기본적인 읽기와 듣기 역량을 기를 수 있다. 그러나 쓰기와 말하기처럼 언어를 자유자재로 사용하는 역량은 어디에 초점을 두고 배우는지에 따라 다르다.

연세대학교에서는 각 전공의 특성에 맞추어 여러 개의 영어 수업을 개설한다. 의대생은 그 가운데 1학년 1학기 때 'English for Medicine'을 반드시 들어야 한다. English for Medicine 수업은 일반 영어 역량을 기르기 위해 의료·의학과 무관한 학습활동도 간간이 하지만, 과목명에서 알 수 있듯이 특징이 분명하다. 강의는 외국인 환자를 대상으로 기초적인 진료를 보는 상황을 가정하여 구성되어 있다. 수업의 초점이 읽기, 쓰기, 듣기, 말하기가 아니라 의료 현장에서 실제 적용할 수 있도록 맞춰져 있으므로 한층 몰입해서 들을 수 있다. English for Medicine은 원어민 교수님이 가르친다. 수업 중에 그 교수님의 어머니와 교수님 수업을 들었던 의대생이 병원에서 만난 훈훈한 일화를 이야기해준 적이 있다. 어떤 검사를 앞두고 긴장한 교수님의 어머니에게 해당 의대생이 영어로 친절하게 설명하면서 안심시켰다고 한다. 이 과목의 학습목표는 의사들 사이의 소통이 아니라 환자와 의사 사이의 영어 의사소통 능력을 기르는 것이다. 영어로도 환자와 깊이 있게 소통할 수 있는 능력을 기를 수 있다는 점에서 값지다.

English for Medicine 수업 초반에는 각종 의학 용어를 배우지만, 환자들도 쉽게 이해하고 사용하는 일상용어를 위주로 배우기 때문에 그렇게 어렵지는 않다. 제일 먼저 배우는 용어는 pediatrician(소아과 의사), dermatologist(피부과 의사), orthopedic surgeon(정형외과 의사), psychiatrist(정신과 의사) 등과 같이 각 과의 의사를 일컫는 용어다. 다른 과와 어떻게 협진을 하는지 환자에게 설명하거나, 일차진료를 받은 환자를 세부 전공의 의사에게 전달할 때 사용하는 용어다.

기초 용어를 배운 뒤에는 본격적으로 외국인 환자를 진료할 때 자주 사용하는 용어를 배운다. shin(정강이), nape of the neck(목덜미), shoulder blade(어깨뼈, 견갑골), temples(측두, 관자)와 같이 환자가 아픈 부위의 증상을 말할 때 사용할 법한 신체 부위 용어를 배운다. 이와 함께 의사가 환자에게 증상을 물어볼 때 의학 용어를 일상 언어로 풀어서 말하는 연습도 한다. hypertension(고혈압) 대신 high blood pressure, hypoglycemia(저혈당증) 대신 low blood sugar로 말하도록 연습한다. 또한 supine(바로 누운 자세), prone(엎드려 누운 자세)과 같이 신체검사를 할 때 자주 사용하는 인체 자세에 대한 표현도 배운다. 이 밖에 sputum examination(가래 검사) 같은 검사 이름, tourniquet(지혈대) 같은 처치 관련 용어도 다룬다.

English for Medicine 수업 중반부에는 실제로 환자와 대화하는 상황을 가정하고, 이전에 배운 용어를 활용하는 연습을 한다. 이때는 단어뿐만 아니라 진료라는 특수한 상황에 맞는 문장 표현과 대화 요령도 배운다. 의사가 환자에게 어떤 행위를 해야 할 때 환자에게 동의를 받고 싶다면, "Do you mind if I……(혹시 제가 ~해도 괜찮을까요?)"라고 공손하게 요청한다. 환자의 긴장을 풀어주기 위해 다음 검사 진행 순서를 설명할 때는 "I'll just……"로 시작하면 더 부드럽게 말할 수 있다. just라는 단어 하나를 추가했을 뿐인데, "상처 부위 좀 보겠습니다"나 "잠깐 상처 부위를 살펴볼게요"처럼 한결 친절하고 부드러운 분위기를 만들어낼 수 있다. 환자에게 부정적인 내용이나 질병에 관해 분명하지 않은 결론을 이야기해야 할 때는 "We can't rule out the possibility of……(~의 가능성을 배제할 수 없습니다)" "There may be evidence of……(~의 증거가 있을 수 있습니다)"처럼 순화하여 표현할 수 있다. 이처럼 환자와 마주 보고 진료하는 상황에서 일어날 수 있는 다양한 예시를 살펴본 다음, 중간고사에서 학생 두 명이 각각 의사와 환자 역할을 맡아 직접 상황을 재현하는 시험을 본다.

한 학기 수업을 진행하는 동안 학생은 몇 가지 과제와 시험을 치른다. 수업 중간마다 종종 의료와 의학 관련 주제에 관해 자신의 생각을 짧은 글로 쓰는 과제가 있다. 수업 후반부에는 수강생 대상 설문조사 결과를 바탕으로 간단한 학술적 글을 준비하고, 이를 발표하는 과제도 있다. 기말고사는 한 학기 동안의 내용을 전반적으로 복습할 수 있도록 같이 수업을 듣는 학생과 특정 주제에 관해 짧은 영어 토론을 한다. 토론의 주제로는 환자가 진료 전 자신의 증상을 인터넷에 검색하고 오는 것이 바람직한가, 환자가 꼭 필요한 치료를 거부한다면 어떤 표현을 사용하여 설득할 수 있을까 등이 있다.

기본적인 영어 역량도 갖춰야 한다. 이에 따라 연세대학교 의과대학은 본과 진급 요건에 공인영어시험 성적 기준을 정해두었다. 23학번 기준 TOEFL IBT 100점이나 TOEIC 860점, 또는 New TEPS 392점을 넘어야 예과에서 본과로 넘어갈 수 있다. 이 수업에서 일반적인 영어 역량을 쌓기는 어려워서 공인영어시험은 개인이 공부해야 한다.

2

의사가 꼭 가져야 할 역량 키우기

인문사회의학

의과대학에서 의대생이 배우는 학문은 의학이다. 의대생은 다양한 수업을 들으면서 의학이 무엇인지 자신만의 정의를 스스로 찾아간다. 연세대학교 의과대학의 예과 때는 필수과목이라도 의학적 전문지식을 배우지 않는다. 생리학, 해부학 같은 과학으로서의 의학은 본과 때부터 본격적으로 배운다. 그러나 의사가 하는 일이 무엇인지에 대한 고민은 예과 때부터 시작된다. 예과 2년에 걸쳐 의대생이 듣는 전공필수과목 묶음인 '인문사회의학1, 2, 3, 4'는 의학과 의사에 관한 긴 탐색 과정의 출발점이다.

이 탐색 과정을 시작하는 수업에 왜 인문사회의학이라는 이름이 붙었을까? 의학은 자연과학 분야 가운데 다루는 대상과 내용이 생물학과 비슷해 보이지만, 둘은 학문의 특성이 완전히 다르다. 의학과 생물학에서 쓰는 영어 표현에서 나타나는 차이를 보면 명확하게 알 수 있다. 의학을 공부한다고 할 때는 'I study medicine'이라고 하고, 진료를 하는 의사는 'I practice medicine'이라고 한다. 여기서 practice는 연습한다는 뜻이 아니라, 전문적으로 참여하거나 실천하고 있다는 뜻이다. 하지만 생물학은 biology를 study할 수는 있으나, biology를 practice한다는 표현은 사용하지 않는다.

다시 말해 의학이 무엇인지 알려면 study하는 학문으로서의 의학은 물론이고, practice하는 하나의 실천이자 행위로도 살펴봐야 한다. 인문사회의학 과목 묶음은 이런 의학만의 특성을 깊이 있게 탐색하기 위해 개설된 수업이다. 인문학적·사회적 관점에서 의학의 여러 측면들을 다루면서, 의학의 실천이 사람 대 사람의 상황 그리고 더 나아가 사회적 맥락에서 어떤 의미를 갖는지 배운다. 이 수업에서 의대생은 예과 때부터 의료 체계를 이루는 사람으로서 자신의 역할을 고민할 수 있다.

여기에서는 의학과 의료에 관해 전반적인 내용을 다루는 인문사회의학1과 인문사회의학2을 중심으로 살펴보겠다. 예과 2학년 때 수강하는 인문사회의학3과 인문사회의학4는 인간의 정체를 깊게 파고들며, 의사와 환자의 관계라는 더욱 좁은 범주를 다루기 때문이다. 인문사회의학3에서는 심리적, 사회문화적 그리고 영적 존재로서의 인간의 모습을 배운다. 더불어 인문학에 속하는 다양한 분야의 관점으로 환자를 바라보고, 환자에게 해주어야 할 종합적 케어care의 중요성을 다룬다. 인문사회의학4에서는 실제로 환자를 마주하며 대화를 나눌 때, 어떻게 환자의 목소리에 귀를 기울이고 상황을 이해할 수 있을지에 초점을 맞춘다.

예과 1학년 1학기 인문사회의학1 시간에는 의학사에 관해 배우면서 병원이라는 장소를 생각해본다. 병원은 의료 행위의 공간적 배경이 되는 중요한 장소다. 병원의 역사를 훑으면서 의학에서 가장 중요하게 여기는 가치, 의학의 핵심 특성을 살펴볼 수 있다.

원래 병원의 목적은 환자를 치료하는 것보다 구휼(재난을 당하거나 가난한 사람을 도움)하려는 목적이 강했다. 서양 중세시대에는 일부 수도원에서 여행자, 미혼모, 고아 등을 위한 쉼터를 제공하고 환자를 치료했다. 동양에서는 사찰이 일종의 환자 치유 역할을 담당했다. 이렇게 초기 병원은 종교적 베풂의 성격을 가지고 있었다. 초기 병원은 질병의 체계적인 진단과 치료보다 약자들을 보호하고 돌본다는 근본적인 사회적 가치를 바탕으로 운영되었다. 약자를 돕는 것은 지금도 의료의 핵심 정신 가운데 하나다.

그 후 프랑스혁명을 계기로 병원의 성격이 근대적으로 변해갔는데, 당시 민중의 질병을 치료하는 것이 국가적 과제로 떠올랐다. 프랑스에서는 실습을 강조하는 한편 병원에서 새로운 형태의 의학

교육이 시작되었다. 신체검사로 병적 징후를 확인하고, 사례와 부검례로 질병 현상을 객관적으로 분석하는 것을 추구했다. 사례란 환자의 병력, 진단 및 치료 과정에 대한 기록이고, 부검례란 사망 후 시신을 해부하여 병변을 관찰한 기록이다. 이런 자료를 모아 통계 분석하여 진단 기준을 마련하고, 치료 평가 방법 등도 만들었다. 프랑스 병원에서 시도한 의학은 병원이 의학 교육의 필수 요소로 자리 잡는 것을 도왔으며, 질병을 바라보는 체계적 관점과 방법을 받아들여 현대 의학 발전의 방향을 제시했다.

지금도 모든 의과대학의 교육과정에는 대학병원에서의 실습이 포함되어 있다. 다양한 사례를 관찰하여 객관적으로 환자를 치료하기 위한 장소 역할을 하는 병원의 기능은 여전히 남아 있다. 근대 의학이 발전한 후부터 지금에 이르기까지 질병 현상에 관해 과학적으로 접근하는 방식이 강력한 힘을 발휘하고 있다. 이에 따라 실험 의학이 중요해지면서 병원의 구조를 설계하고 운영할 때 병원 안 실험실과의 연계를 염두에 두는 경우가 많다.

인문사회의학1 수업은 한 권의 교양도서를 읽는 것 같은 느낌을 준다. 학생은 약자를 보호한다는 병원의 원래 역할부터 점차 질병의 치료 체계를 갖추고 고유한 교육 방식까지 마련해온 의학의 역사를 배워간다. 다시 말해 의료는 병원에서 환자를 돕고, 그 과정에서 미래의 환자를 위한 지식을 쌓고, 후대의 의사를 키우는 하나의 사회적 기능임을 이해하게 된다. 한 학기 수업을 마치고 나면 의학의 실천이 사회와 떼려야 뗄 수 없는 관계라는 것을 깨달을 수 있다.

예과 1학년 2학기 때 듣는 인문사회의학2에서는 환자중심의료patient-centered care와 서사의학narrative medicine을 배운다. 환자를 하나의 인격으로 이해하고, 환자가 들려주는 질병 이야기를 경청하는 의사의 자세를 팀 활동을 하며 경험하는 수업이다. 한 예로 의사, 환자, 보호자가 나오는 가상의 진료 상황 지문을 읽고 팀별 토론을 한다. 환자와 보호자의 말을 곱씹으며 상대방의 입장을 세심하게 들여다보는 연습을 한 다음, 지문의 앞뒤 내용을 상상하여 희곡이나 소설 형태로 풀어 쓴다. 이 과정을 연습하다 보면 비언어적·준언어적 표현을 하지 않고 환자와 보호자가 하는 말 자체만 경청해도, 환자의 건강에 좋은 영향을 주는 깊은 공감이 가능하다는 것을 체험할 수 있다. 진료 상황이 본질적으로는 의사소통 과정이라는 기본 원리를 계속 되새기면서 인문학적 고민의 필요성을 몸소 느끼게 된다.

의학은 과학적 방법을 사용한다는 점에서 자연과학적이다. 한편으로는 환자 개개인을 대상으로 하는 응용학문이라는 점에서 인문학적 특성이 뚜렷하게 드러난다. 자연과학의 주요 목표가 현상을 설명하는 것이라면, 의사는 환자에게 질병에 관해 설명하는 역할만 하지는 않는다. 질병의 원인을 모른다고 의사가 아무것도 하지 못하는 것이 아니고, 원인에 대한 이론적 이해만으로 질병을 치료할 수 있는 것도 아니다. 의사는 환자의 상황을 고려해 환자에게 해줄 수 있는 치료 방법 가운데 필요한 치료법을 신중하게 선택하여 실행할 의무가 있다. 의사가 환자를 돕기 위해 할 수 있는 방법에는 질병의 치료와 예후를 설명하는 것, 환자를 이해하고 공감하는 것도 포함된다. 이런 특성으로 인해 인문사회의학 과목은 다른 과목과 다르게 예과와 본과 교육과정에 걸쳐 편성되어 있다.

통계학입문과 의학통계학

의학은 개별 환자를 대상으로 하는 학문이라서 통계와 떼려야 뗄 수 없다. 의학과 성격이 비슷하다는 생물학과 비교해보면 그 이유가 더 잘 드러난다. 의학과 생물학은 치료라는 목적을 갖는지 아닌지의 차이가 있을 뿐, 생명현상에 관심을 갖고 생명체를 다룬다는 점이 같다. 그러나 둘은 생명체(구체적으로는 인체)를 바라보는 단계가 달라서 생물학은 생명체를 종 수준으로 보고, 의학은 개체 수준으로 접근한다.

의학은 같은 병이라도 아픈 곳이나 정도가 다르고, 같은 치료에도 다르게 반응하는 환자를 대상으로 한다. 이때 중요한 문제가 생긴다. 의학이 학문으로서의 엄밀성을 지키기 위해서는 개별성을 강조하면서도 보편화가 필요하기 때문이다. 게다가 현대 의학은 객관적인 진단과 치료를 중요하게 여기며 발전해왔기 때문에 타당한 판단 기준을 마련해야 한다. 의학의 핵심 과제 가운데 하나는 다양한 개별 환자 정보를 가지고 다른 개별 환자를 위한 진단법과 치료법을 만드는 것이다. 그 해결책이 바로 통계다.

연세대학교 의과대학의 예과생은 교양수업 가운데 '통계학입문'을 꼭 들어야 하며, 의학 연구 분야에서 심화된 개념을 배우는 '의학통계학'은 전공필수과목으로 지정되어 있다. 결국 모든 의대생이 통계에 관한 기본 지식을 갖추고 본과로 진급하게 된다. 몇몇은 응용통계학과를 부전공으로 선택해 더 깊이 공부한다.

통계는 크게 기술통계와 추론통계로 나뉜다. 기술통계는 수집한 자료를 정리하고 요약하는 방법이다. 중고등학교 때 배우는 평균, 중앙값, 최빈값 같은 중심 위치의 척도와 분산, 표준편차, 범위 등의 변동성 척도가 대표적 예다. 기술통계는 수치만큼이나 그래프와 표를 활용한 시각화가 중요하다. 기술통계는 주어진 데이터를 활용하도록 만드는 기초 단계로, 시각화를 통해 수치만으로는 구분해낼 수 없는 데이터의 특징을 확인할 수 있다.

통계가 진짜 힘을 발휘하는 상황은 주어진 데이터의 부분 정보에서 얻지 못한 전체 정보에 대한 추론을 할 때다. 현실에서 관심 대상인 모집단을 전수조사하려면 비용이 너무 많이 들어서 어렵거나 아예 할 수 없는 경우가 많다. 어떤 병을 앓는 모든 환자에게 특정 치료가 효과가 있는지 일일이 확인할 수 없을 때, 일부에 해당되는 실험 참가자만을 대상으로 임상시험을 할 수 있다. 추론통계는 모집단으로부터 추출한 표본을 분석하여 일반적인 정보를 이끌어내는 과정이다. 통계는 추론 과정에서 반드시 발생하는 오차를 수학적 이론을 바탕으로 다루므로 현실에서 의사결정을 뒷받침하는 타당한 근거를 제공한다.

중고등학교 수학에서는 '확률과 통계'를 함께 배운다. 확률이라는 수학적 접근법을 가지고 통계만큼이나 어떤 정보로부터 필요한 답을 얻을 수 있기 때문이다. 의학도 마찬가지다. 확률에서 아주 강력한 도구인 베이즈 정리가 있다. 새로운 진단검사를 개발해서 표본을 상대로 실험해본 다음 검사의 성능을 평가하는 상황을 가정해보자. 잘 알려진 평가 도구로는 민감도sensitivity와 특이도specificity가 있다. 민감도란 실제 질병이 있는 사람 가운데 검사 결과가 양성으로 나올 확률, 즉 실제 양성일 때 양성으로 진단할 조건부확률을 뜻한다. 반면 특이도는 실제 질병이 없는 사람 가운데 검사 결과가 음성으로 나올 확률, 즉 실제 음성일 때 음성으로 진단할 조건부확률을 뜻한다.

민감도가 높으면 진짜 병에 걸린 사람을 놓치지 않고 잘 찾아낸다는 뜻이다. 하지만 그만큼 질병이 없는 사람도 양성으로 잘못 판단할 가능성(위양성)이 있다. 반대로 특이도가 높다는 것은 병이 없는 사람을 정확히 음성으로 구별한다는 뜻이지만, 병이 있는 사람을 놓칠 가능성(위음성)은 상대적으로 높아진다. 따라서 민감도와 특이도는 하나를 취하면 하나는 버려야 하는 상충관계이며, 질환의 특성에 따라 어떤 지표를 우선할지 결정해야 한다. 치명적이거나 조기 진단이 중요한 질병은 민감도를 높이는 것이 중요하고, 불필요한 치료를 피할 때는 특이도를 중요하게 여길 수 있다.

그러나 이 검사를 실제로 임상에서 사용할지 말지를 판단할 때 더 궁금한 것은 오히려 반대 방향의 확률이다. 검사 결과가 양성일 때 그 사람이 실제로 병이 있을 확률이 궁금한 것이다. 민감도나 특이도만으로는 알 수 없기에 다음 예시처럼 베이즈 정리를 이용한다.

이번에는 검사 결과가 양성임을 전제하므로 조건이 달라지지만, 유병률 정보를 추가하면 수학적으로 계산할 수 있다. 먼저 전체 모집단에서 진단검사 결과가 양성일 확률을 구해보자. 전체 모집단에서 실제로 양성인 환자가 양성 판정을 받는 비율은 유병률과 민감도의 곱이고, 실제로 음성인 사람이 양성 판정을 받는 비율은 (1-유병률)과 (1-특이도)의 곱이므로 둘을 더하면 된다. 그 다음 실제 양성이면서 진단검사 결과도 양성인 비율(유병률과 민감도의 곱)을 이 값으로 나눈다. 이 비율이 양성 예측도이며, 조건부 확률의 의미가 임상적 결정에서 진단 검사의 유용성을 평가하기에 더욱 적절하다. 진단검사의 민감도와 특이도가 모두 0.99이더라도, 유병률이 0.1퍼센트인 질환이라면 양성 예측도는 약 9퍼센트다. 타당한 의사결정을 하려면 상황에 맞는 척도를 활용해야 한다는 것을 알 수 있다. 즉 매우 정밀한 검사라고 여겨지는 검사법(민감도와 특이도가 모두 0.99)도 유병률이 매우 낮으므로 검사 결과가 양성이 나와도 실제 병에 걸렸을 확률은 9퍼센트밖에 되지 않는다. 검사 결과만 보는 것이 아니라, 유병률 같은 사전 정보를 함께 고려해 더 정확한 판단을 할 수 있다는 점에서 베이즈 정리의 힘을 보여준다.

이처럼 확률은 현상을 합리적으로 분석하는 틀을 제공한다. 확률이 통계에서 가장 대표적으로 활용되는 예는 연구의 꽃, p-value(p값)다. 한 가지 표본의 연구 결과를 가지고 어떻게 모집단을 판단할 수 있을까? 모집단에 대해 확신할 수는 없지만, 또 다른 조건부 확률에 해당하는 p-value로 나의 주장을 뒷받침할 수 있다.

새로 나온 고혈압 약으로 임상시험을 한다고 하자. 모든 참가자가 약을 복용한 전후로 혈압을 측정한 다음 전후 차이의 평균이 음수가 나왔다면, 약이 혈압을 낮추는 효과가 있다고 말하고 싶을 것이다. 하지만 일부 환자만을 대상으로 임상시험을 했으니 약의 효과가 없는 데도 우연히 음수가 나올 수 있다. p-value는 모집단에서 평균적으로 약의 효과가 없다면, 표본에서 관찰한 평균보다 더 튀는(더 음수인) 값을 볼 확률이다. p-value가 작을수록 실제로 약의 효과가 없는데 표본 관찰 결과가 나올 가능성이 낮은 것이므로 실제로 약이 효과가 있다는 주장에 힘을 실어줄 수 있다. 의학뿐만 아니라 많은 분야의 연구에서 p-value가 특정 임계값보다 낮게 나와 연구자의 가설이 통계적으로 유의미하기를 기대한다.

의대생은 통계학입문과 의학통계학 수업에서 확률과 통계의 기본 내용은 물론이고, 의학 연구의 색깔이 더 짙은 생존분석도 간략하게나마 배운다. 의학 연구는 일정 기간 동안 환자들을 추적하면서 관심 사건(특정한 중요 사건)이 실제로 일어났는지를 확인한다. 항암제 연구에서는 사망이 관심 사건일 수 있고, 심장질환에 관한 연구에서는 심근경색 발생이 관심 사건일 수 있다. 그 사건이 아직 일어나지 않았을 확률, 즉 특정 시점까지 잘 지내고 있을 확률을 보여주는 것이 바로 생존함수다. 이 생존함수를 계산하기 위해 카플란-마이어 추정이라는 통계 기법을 자주 사용한다. 각 시점마다 몇 명이 남아 있는지 보여주는 생존곡선을 그리는 데 쓰인다.

또한 의학 연구는 지금 순간에 그 사건이 발생할 가능성인 순간적인 위험도에도 관심을 갖는다. 이때는 위험률이라는 개념을 사용한다. 그리고 나이, 흡연 여부, 치료 방법 등의 요인이 위험률에 어떤 영향을 주는지 알아보기 위해 콕스비례위험모형이라는 분석 방법을 활용한다. 여러 요인이 환자의 생존에 얼마나 영향을 주는지 동시에 분석할 수 있다 보니 실제 임상 연구에서 매우 널리 사용된다.

이처럼 아무 의학 논문을 한 편 골랐을 때 쉽게 이해할 수 있는 통계 개념들을 예과 때부터 배우기 시작한다. 생존분석의 용어와 개념이 조금 어렵게 느껴질 것이다. 수업을 들으면 더 구체적으로 배워가며 자연스럽게 이해할 수 있으니 지금은 이런 내용을 배운다는 것만 알아두면 된다.

인체유전학과 유기화학

예과생은 저학년 의대생이라서 필수과목은 의과대학에 특화된 내용과 함께 교양 지식도 아울러 배운다. 많은 의대생이 예과 과목은 그다지 중요하지 않다고 말하는 이유가 이 때문이다. 다양한 분야를 얕게 다루는 예과 수업의 특성상 반드시 어떤 과목을 들어야만 그다음 과목을 이해할 수 있는 건 아니다. 그럼에도 다른 과목보다 선이수과목(특정 과목을 수강하기 위해 미리 이수해야 하는 과목)으로서의 가치가 뚜렷한 전공필수과목이 있다.

본과 때 배우는 임상의학은 상대적으로 순수생물학과 생화학에 가까운 기초의학을 토대로 한다. 수업을 따라가는 데 꼭 필요한 기초의학 내용은 본과 때 다시 다루지만, 의예과 수업을 포함했을 때에도 교육과정에 연속성이 있다. 생명과학과 관련된 과에서는 일반생물학을 기본으로, 분자생물학과 생화학이라는 두 개의 거대한 축을 쌓기 위해 각각 유전학과 유기화학을 배운다. 연세대학교 의과대학에서 일반생물학과 대응하는 Advanced

Biology&Experiments는 화학과 생물학 부분에서 다루었으므로, 여기에서는 '인체유전학'과 '유기화학'을 소개한다.

분자생물학의 관점에서는 모든 질병을 유전병이라고 본다. 유전병은 일반적으로 말하는 염색체 수준에서의 큰 이상 또는 단일 염기 돌연변이에 의해 나타나는 희귀병만을 의미하지 않는다. 질병은 유전자 자체와 유전자발현 조절의 이상으로 바라볼 수 있다는 확장된 개념이다. 물론 질병과 생명현상을 모두 분자 수준으로 환원하는 것은 위험할 수 있다. 그렇지만 임상 수준에서 드러나는 다양한 병태생리(병으로 인해 나타나는 여러 가지 생리적 변화)에 체계적으로 접근하려면 유전자를 가져와 연구해야 한다. 이제 의과학계에서는 질병이 유전적으로 취약한 상태에 환경적 요인이 더해질 때 발병된다는 설명이 하나의 큰 패러다임으로 자리 잡고 있다. 특정 유전자변이가 있다고 해서 반드시 특정 질병에 걸리는 것이 아니라, 유전자변이에 더해 건강에 해로운 생활 습관 같은 환경적 요인이 추가될 때 질병이 생긴다는 것이다. 그렇기에 현대 생명과학과 의학에서 유전학의 영향력은 날이 갈수록 커지고 있다.

인체유전학에서는 유전체와 염색체의 정상과 이상에 관한 기초 내용을 배운다. 유전적 이상으로 나타나는 질병을 바탕으로 유전체 분석 기술, 유전자발현 조절과 관련된 후성유전학 등도 다룬다. 또한 유전학의 기본적 원리 말고도 의학과의 연결고리를 정밀의료precision medicine라는 개념을 통해 강조한다. 정밀의료는 유전체, 환경, 생활 습관에서의 개인차를 고려한 병의 치료와 예방이다. 평균적인 환자의 특징 대신 환자의 개별적인 특징을 반영하여 효과적인 처치를 한다. 지금도 개개인의 유전체 분석 결과를 진단과 치료에 적극 활용한다. 현대 의학의 큰 과제로 남아 있는 암은 체세포 돌연변이가 축적되어 나타나는 질병이다. 정밀의료가 앞으로 암 치료에 큰 도움을 줄 수 있다. 임상에서 추구하는 방향과 의학계의 연구 동향을 생각하면 분자생물학은 의대생에게 아주 중요한 과목이다.

유기화학은 응용보다 기본 원리를 배우는 데 중심을 둔다. 본과 생화학 수업에서는 핵산, 탄수화물, 단백질, 지질의 구조와 기능, 대사를 배우고 거대한 생체 분자 수준에서 생명현상을 분석하는 반면, 유기화학은 기초적인 수준에서 탄소와 수소가 주를 이루는 유기화합물의 화학을 공부한다. 따라서 유기화학에서 배우는 내용이 좀 더 원론적이고, 생명현상과 관련성이 떨어진다고 느껴질 수 있다.

유기화학에서는 유기화합물의 명명법과 구조에서 반응까지 깊이 있게 다룬다. 유기화합물은 탄소와 수소로 이루어진 뼈대에 여러 작용기(고유한 화학적 반응성을 나타내는 특정 원자나 여러 원자의 묶음)가 특정 위치에 결합한 화합물이다. 원자들의 결합 순서와 방식에 따라 수많은 조합을 할 수 있다. 이 다양한 유기화합물을 명명하고, 이를 바탕으로 실험과 연구를 진행하기 위해서는 체계적인 분류를 해야 한다. 여러 분류 기준이 있지만, 대표적 기준이 탄소와 수소로 이루어진 뼈대에 붙는 작용기다.

한 학기 동안 카복시기, 아미노기, 하이드록시기 등 다양한 작용기의 대표적인 반응을 공부한다. 작용기의 반응 메커니즘을 이해하는 주요 방법은 전자가 풍부한 친핵체와 전자가 부족한 친전자체 사이를 전자가 어떻게 이동하는지의 관점에서 살펴보는 것이다. 처음에는 전자이동에 따른 결합의 변화를 따라가는 것이 어려워서 교수님도 메커니즘은 빼고 반응물과 생성물만 외우라고 한다. 그래도 메커니즘 자체를 이해한 다음 공통 원리를 적용하도록 연습하는 게 좋다. 암기할 내용이 줄고 처음 보는 문제에도 쉽게 접근할 수 있으니 반응 메커니즘을 이해하기 위해 조금이라도 노력해보자.

어떤 유기화학 현상의 이유를 모른다면 답은 입체효과 아니면 공명 가운데 하나 또는 둘 다라는 우스갯소리가 있을 정도로, 다양하고 복잡한 현상 뒤에는 안정성과 관련된 몇 가지 공통 원리가 있다. 입체효과란 원자들이 물리적으로 가깝게 위치할 때 전자구름의 겹침으로 불안정해지는 효과다. 특정 분자의 안정적 형태나 특정 분자에 다른 분자가 접근해서 반응이 일어나는 속도 등에 관여하는 주요 요인이다. 어떤 분자의 공명은 그 분자가 여러 개의 공명 구조를 갖는다는 뜻으로, 전자들이 특정 위치에만 있는 것이 아니라 더욱 넓은 분포를 가진다는 의미다. 이때 분자는 상대적으로 더 안정하다.

　유기화학 수업에서는 구체적인 반응을 알아가는 동안 반응의 기초가 되는 기본 원리에 익숙해진다. 단백질을 구성하는 기본 단위인 아미노산 간의 펩타이드 결합과 펩타이드의 합성 방법을 공부하고 나면 한 학기 수업이 끝난다. 이어 본과 수업 초반에 20가지의 아미노산 구조를 외운 뒤 생화학 공부로 넘어간다.

　예과 과목의 특성상 구체적인 수업 내용을 잘 기억하지 못하더라도 본과 때 지장이 생기지는 않는다. 다만 분자생물학, 생화학과 밀접한 관련이 있는 수업에서 해당 분야의 기본 원리에 대한 감을 잡는 것은 분명 도움이 된다.

3

우리 과와 다른 과의 전공을 맛보는 선택과목

의대 전공선택

의대생 한 명을 붙잡고 의학 전공 지식에 관해 물으면, 어깨를 으쓱하면서 예과생이라서 아직 안 배웠다는 답을 듣는다. 본격적으로 의학을 배우려면 본과를 기다려야 하기 때문이다. 예과 2년 동안에도 의과대학에서 개설하는 전공선택과목을 들을 수 있다. 예과 때 듣는 수업 가운데 상대적으로 적은 비중을 차지하지만, 전공을 맛보고 싶은 의대생을 위해 다양한 수업이 준비되어 있다.

'초심자를 위한 내과질환입문'과 '미래의 의사들을 위한 외과학입문'은 예과생에게 인기가 많다. 의대생이 된 것을 실감하고 싶은 새내기 사이에서, 특히 1학년 때 열리는 외과학입문은 수강 신청이 치열하다. 외과학입문 수업에서는 상복부의 국소해부학(혈관 구조와 내장 등)을 간단히 배우고, 복강경 기구를 다루어보거나 수술실을 참관하는 등 다양한 활동을 한다. 참고로 복강경 기구는 작은 절개만으로 내부 장기에 접근해 수술하는 복강경 수술에 사용하는 특수한 수술 도구다. 또한 다양한 세부 전공의 외과 교수님들을 초청해 특강을 열기도 하는데, 외과학입문을 수강하지 않는 학생도 참석할 수 있다.

내과질환입문과 외과학입문을 본과 공부를 위한 준비라고 보기는 어렵다. 개념을 많이 배우지도 않고, 본과 수업의 깊이와는 다소 거리가 있다. 그러나 의대생이 된 후에도 예과 2년 동안 의학을 제대로 접하지 못하는 학생들에게 두 수업은 매우 흥미롭다. 의과대학 교수님들의 수업을 들으며 미래에 의사가 된 자신의 모습을 그려볼 수 있기 때문이다.

한 교수님이 마지막 수업 시간에 가수 이하이의 〈한숨〉을 들려주면서 환자의 아픔을 치유할 수 있는 의사가 되기를 바란다고 했던 기억이 있다. 예과생도 진로에 대해 성찰하고 탐색할 기회는 많지만, 의과대학 교수님에게 배우는 의사의 모습은 좀 더 특별하게 와닿는다.

의학을 소개하는 두 과목 말고도 다양한 전공선택과목이 있다. 연세대학교의 의예과 교육과정에서 가장 중요하게 여기는 목표는 의학과 다른 학문의 융합이다. '미래의학과 국제보건' 과목을 선택하면 사회 속 의료를 공부하고, 치의예과 및 간호학과 학생들과 함께 보건의료의 철학을 배우고 토론할 수 있다. '의공학의 이해'에서는 의료기기를 큰 주제로 전자소자, 생체 재료 등을 배운다.

또 다른 인기 전공선택과목은 '의학물리'다. 의학물리는 외과학입문에 미치지 못하지만, 1학년 때 열리는 극소수의 전공선택과목 가운데 하나라서 해마다 꾸준히 많은 수강생이 듣고 있다. 의학물리 수업의 장점은 광범위한 물리 개념을 가볍게 다루되 의학이나 의료에 어떻게 적용되는지 배운다는 것이다. 예를 들어 죽상동맥경화증의 나쁜 영향은 푸아죄유의 법칙으로 이해할 수 있다. 푸아죄유의 법칙에 따르면, 단위시간당 원형관을 통과하는 유체의 부피는 관 양 끝의 압력차와 관 반지름의 네제곱에 비례한다. 이 식에는 유체의 점성 계수와 관의 길이도 포함되어 있으나, 예시에서는 압력차와 반지름만 고려한다. 죽상동맥경화증이 진행되면 동맥 내벽에 콜레스테롤 등이 축적되고 혈관이 좁아진다. 혈관 반지름의 변화는 네제곱이나 되므로 조금만 작아져도 혈액의 유량은 급격하게 감소한다. 이에 따라 동맥의 혈액 공급을 유지하기 위해 혈압이 올라가야 한다. 즉 죽상동맥경화증은 고혈압을 동반한다.

죽상동맥경화증을 치료하는 대표적인 방법은 스텐트 삽입술이다. 스텐트는 얇은 금속망을 원통으로 만 형태로, 좁아진 혈관에 삽입하여 혈관을 벌려준다. 스텐트의 한 종류인 약물 용출성 스텐트는 약물을 통해 혈관이 다시 좁아지는 것을 방지하지만, 스텐트 삽입술은 기본적으로 혈관 반지름을 늘려 주요 장기에 혈액 공급이 원활히 이루어지도록 하는 물리적 방법이다. 물리적 이론을 바탕으로 하면 병과 치료와 관련된 인체의 현상을 정확하게 이해할 수 있다. 또한 의료기기의 작동 원리를 배움으로써 실제로 이를 활용하는 방법과 주의사항을 이해할 수 있다. 가장 대표적인 기기는 MRI, CT, 초음파 장비 같은 영상의학 기기다.

병원에서 많이 사용되는 엑스선X-ray 이미지는 엑스선을 환자에게 쪼였을 때 투과되고 흡수되는 패턴으로 구성된다. 뼈와 같이 밀도가 높은 조직은 엑스선을 많이 흡수하여 검게 나타나고, 지방 같은 연한 조직은 엑스선을 적게 흡수하여 밝은 회색으로 나타나야 한다. 하지만 엑스선 이미지는 반전되기 때문에 뼈가 하얗게 보인다. 한편 엑스선은 인체 내에서 일부 산란되어 이미지를 흐릿하게 만든다. 촬영하고자 하는 부위가 두꺼워서 많은 산란이 우려될 때 환자와 필름 사이에 그리드를 둘 수 있다. 광원으로부터 퍼지는 엑스선의 경로에 맞는 각도로 홈이 나 있는 포커스 그리드focused grid를 사용하면, 그리드가 산란된 엑스선을 걸러내어 더 선명한 이미지를 얻을 수 있다. 이런 원리를 이해하면 목적과 상황에 맞게 의료기기를 제대로 활용할 수 있다.

최근에는 컴퓨터 기반 영상 처리 기술인 디지털 연산으로 산란된 엑스선을 제거하는 기술도 나오고 있다. 현장에서 사용되는 기술이 계속 발전하고 변하더라도, 의료기기의 핵심 원리를 알고 있으면 새로운 기술의 필요성과 의의를 빠르게 이해할 수 있다.

24학번부터 본과 진급 요건이 개정되어 의학물리가 전공필수 과목으로 지정됐다. 의학과 의료 현상을 이해하는 체계적 관점을 다루면서 의학과 물리의 융합을 배우는 것 이상의 가치를 갖기 때문일 것이다. 의학물리는 물리 공식을 외우고 그 원리를 깊이 배우기보다 의학에서의 응용 사례를 이해하라고 강조한다. 의학물리는 본과 때 의학을 공부하고, 먼 미래에 의사로서 진료를 할 의대생에게 확실히 유용한 수업이다.

연세대학교 의과대학은 학생 연구를 적극적으로 장려한다. 이에 따라 연구 역량을 기르는 전공선택과목도 많이 개설되어 있다. '의학연구 101'에서는 의학 연구의 종류를 배운다. 대표적으로 동일한 집단을 대상으로 연구 주제의 원인과 결과, 영향 등을 확인하는 연구 방법인 코호트연구 설계, 수년간에 걸쳐 축적된 연구 논문들을 요약하고 분석하는 방법인 메타분석 등 임상 연구에서 중요한 개념을 익힌다. '동물실험과 중개의학'은 동물실험에 집중하여 윤리 및 실험 방법 등을 배우고, 실제 연구 사례를 탐색한다. '실험의학'은 소수정예로 운영된다는 점에서 특별하다. 수강생들은 한 학기 동안 한 교수님의 연구실에서 이론과 실험 방법을 집중적으로 배울 수 있다.

연세대학교 의대생은 예과 수강 신청을 할 때 각양각색의 전공선택과목을 마주한다. 의대생들은 내과학과 외과학을 맛볼 수 있는 수업, 인문사회학부터 공학 및 물리와 의학의 융합을 다루는 수업, 의학 연구를 배우고 경험해볼 수 있는 수업 가운데 개인적으로 관심 있는 과목을 선택할 수 있다. 의과대학의 전공선택과목만으로 충족하지 못하는 관심사가 있다면, 다른 과의 수업을 자유롭게 수강할 수도 있다.

다른 과 전공과 부전공

연세대학교 의과대학에서는 예과 때가 의대생이 다른 과와 함께 수업을 들을 수 있는 마지막 기회다. 본과 때는 블록제 방식으로 수업이 진행되어 시간표가 꽉 차 있기 때문이다. 한 학기 동안 여러 과목을 각각 정해진 요일과 정해진 시간에 듣는 것이 아니라, 블록 단위로 한 과목을 몰아서 듣기 때문에 다른 과 수업이 들어갈 틈이 없다.

많은 의대생이 대학 강의에 대한 로망을 이루기 위해 연세대학교의 전체 교양과목을 수강하거나, 다른 과의 전공과목을 들으며 흥미를 채우려고 한다. 의과대학은 본과 진급 요건으로 연세대학교의 교양 카테고리를 여섯 개 이상 골고루 듣도록 지정하고 있다. 의예과 학생에게 직접적으로 필요하다고 생각하는 분야는 필수과목이 지정되어 있는 반면, 문학, 예술, 역사, 윤리, 사회 등의 카테고리는 학생 스스로 과목을 선택하여 수강할 수 있다.

여러 교양과목을 수강하는 동안 의대생은 다른 전공 학생들과 수업을 듣고 대학교 팀 과제를 경험한다. 교양과목으로도 인정되는 일부 과의 기초과목을 들으며 해당 전공을 맛볼 수도 있다. 대표적으로 인간과 역사 카테고리에 속하는 '심리학개론'과 지역과 세계 카테고리에 속하는 '경제학입문' 등이 있다. 연세대학교의 수강 신청 제도에 따라 교양과목은 1학년 때 수강하는 것이 유리하므로 의대생은 주로 예과 1학년 때 교양을 몰아서 듣는다.

예과 2학년 때는 인천광역시 송도의 국제캠퍼스에 있던 학생들이 신촌캠퍼스로 온다. 덕분에 수강 신청의 선택지가 대폭 늘어난다. 본과 진급에 필요한 교양 학점을 모두 이수했으나, 교양을 더 듣고 싶은 학생은 훨씬 다양한 수업을 다른 학년 학생들과 들을 수 있다. 또한 관심 있는 과의 전공과목도 들을 수 있다. 인문학에 관심이 있는 의대생은 문과대학의 철학과 또는 사회과학대학의 문화인류학과 과목을 듣기도 한다.

의대생은 예과 2년 동안 부전공 이수도 활발히 하는 편이다. 학교의 체계적인 교육과정을 따라가며 개인적인 관심을 충족할 수 있고, 부전공을 이수했다는 사실에 뿌듯함을 느낄 수 있다. 다른 전공을 공부하며 의학과의 융합을 고민해볼 수 있다는 점에서 의과대학의 본과 진급 요건도 부전공 이수를 장려하도록 설계되어 있다. 의과대학 전공필수과목과 일정이 겹치거나 비전공자로서 수강 신청에서 불리하다는 어려움이 있지만, 많은 의대생이 계절학기 수업까지 활용하며 부전공 요건을 채워나간다.

의대생은 개인의 흥미와 목표에 따라 부전공 취득을 준비한다. 가장 많은 학생이 선택하는 부전공은 응용통계학과와 경영학과다. 특히 의학 연구에서 빠질 수 없는 통계를 학문으로 배울 수 있는 응용통계학과 부전공이 인기다. 해당 부전공을 선택한 의대생은 통계학입문에서 나아가 선형대수학, 미분적분학, 수리통계학 등을 통해 수학적 원리를 배우고, R과 파이선 프로그래밍으로 통계 적용에 필요한 도구를 습득한다.

의과대학 전공과목인 '의학통계학'은 통계 기법의 적절한 활용을 강조하며, 원리는 간단하게 다룬다. 응용통계학과의 수업을 들음으로써 통계 자체에 관해 깊이 이해하고, 원리를 배울 수 있다. 이렇게 쌓은 탄탄한 기초는 나중에 의학적 목적을 위해 통계를 적용할 때 분명 도움이 될 것이다. '생존자료분석' 같은 전공선택과목을 통해 의학과 직접적으로 연관된 응용 지식도 학습할 수 있다.

미래에 병원을 열고 싶어서 의원을 경영할 때 필요한 분야를 학문적으로 배우거나, 개인적으로 관심 있는 의대생은 경영학과 부전공을 많이 선택한다. 회계원리, 조직행동론, 재무관리, 마케팅, 생산 및 운영 관리 등 여러 영역의 기초를 공부한다. 경영학과는 전공 특성상 다양한 과의 학생이 듣고, 팀 과제도 많은 편이다. 그래서 몸은 힘들지만 본과로 진급한 뒤에는 다른 과 학생들과의 접점이 급격히 줄어드는 의대생에게, 경영학과 부전공은 다른 과 친구들과 친해질 수 있는 좋은 기회다.

그 외에도 심리학과 부전공, 행정학과 부전공 등을 하는 의대생이 있다. 상대적으로 의학과 거리가 있는 전공을 공부하면서 다양한 학문을 경험한다. 시험에서 정답을 맞추기 위해 대개 암기식 공부를 하는 의과대학과 다르게 다른 과에서는 개인의 생각을 공유하는 토의식 수업을 진행하고, 정답이 없는 문제로 시험을 보기도 한다. 의대생들은 부전공을 이수하며 중고등학교 시절에 해왔던 공부 그리고 앞으로 본과에서 할 공부와는 완전히 다른 공부를 치열하게 해볼 수 있다.

예과 생활의 가장 큰 장점은 개인이 원하는 대로, 개인이 선택하는 대로 시간을 보낼 수 있다는 것이다. 예과생의 자유는 학교생활의 큰 부분을 차지하는 시간표 구성에서부터 드러난다. 의대생이 다양한 경험을 하며 성장할 수 있는 소중한 기회다. 예과 때 인문학, 사회과학, 자연과학, 공학 등을 아우르는 지식을 경험하며, 원한다면 개인의 지적 흥미를 충족하거나 미래를 대비하기 위해 부전공을 이수하기도 한다.

4

다양한 경험을 할 수 있는 예과 생활

동아리와 여가 활동

신입생 때는 선배들에게서 "예과 때 놀아둬야 한다" "예과 때는 공부 안 해도 된다"는 이야기를 많이 듣는다. 예과 시기에도 공부를 열심히 하는 학생이 많지만, 예과는 본과나 다른 전공 학생들보다 성적에 대한 부담이 적은 편이다. 본과 진급에 필요한 평균 학점이 크게 높지 않고, 예과 성적이 이후 과정에 직접적으로 영향을 주는 경우도 거의 없다. 그래서 예과는 상대적으로 여유로운 학업 환경 덕분에 자기계발이나 사회활동을 할 기회가 많다.

예과생이 가장 많이 하는 활동은 대학 생활의 꽃이라고 하는 동아리다. 동아리는 대학 생활의 많은 부분을 채워주는 중요한 활동이다. 의대생이 동아리에 참여하는 이유는 다양하다. 하나는 관심 분야를 즐기기 위해서다. 춤을 좋아하면 춤 동아리, 노래를 좋아하면 노래 동아리에 가입할 수 있다. 평소 접해보지 못했던 합창이나 연극 같은 새로운 분야에 도전하는 사람도 많다. 또 다른 이유는 사람이다. 동아리에서는 연습이나 활동 분야와 관련된 모임은 물론이고, MT 등 친목 활동도 한다. 이를 통해 선배와 동기, 후배와 자연스럽게 가까워질 수 있다. 실제로 같은 동아리 출신은 시간이 지나도 자주 모인다.

연세대학교 의과대학의 동아리는 크게 공연 동아리와 비공연 동아리로 나뉜다. 공연 동아리는 노래, 밴드, 춤, 합창, 연극처럼 정기 공연을 준비하며, 규모가 크고 준비 과정이 많아서 활동 밀도가 높다. 공연을 함께 준비하는 동안 동아리 회원들 사이의 유대감이 깊어지고, 이런 경험은 시간이 지나서도 동아리 사람들과 끈끈하게 지내는 원동력이 된다. 비공연 동아리에는 농구, 축구, 야구 같은 스포츠 동아리와 봉사, 피아노, 그림 등 다양한 취미 동아리가 있다. 이들은 다른 동아리보다 활동에 대한 부담이 적어서 학업과 병행하기 좋다.

의대생이라고 꼭 의과대학 소속 동아리 활동만 하는 것은 아니다. 학교 전체 동아리나 연합 동아리에 참여하는 학생들도 있다. 의과대학 동아리만으로는 선택지가 제한적이기도 하고, 의대생은 학과 특성상 다른 학과 학생을 만날 기회가 적기 때문에 일부러 외부 동아리를 선택해 폭넓은 교류를 한다. 그러나 다른 학교의 경우 의과대학이 본교와 떨어져 있는 곳이 많고, 학사 일정이 달라서 동아리 일정과 맞추기 어려운 편이다 보니 자연스럽게 의과대학 동아리에 참여하게 된다.

동아리 참여는 자연스럽게 이루어진다. 신입생이 입학하자마자 선배들이 밥을 사주거나 자신이 속한 동아리 공연을 보여주면서 동아리를 홍보한다. 이때 선배들은 새내기를 자신의 동아리로 데려오기 위해 아낌없이 지갑을 연다. 신입생들은 밥약과 술약을 하며 마음속으로 관심 있는 동아리를 정하고, 이후 방돌이라는 공식 행사를 통해 여러 동아리를 둘러본 뒤 가입한다. 방돌이는 여러 동아리방을 방문해 원하는 동아리에 가입한다는 의미에서 붙은 이름이다. 방돌이를 마치면 정식으로 그 동아리의 회원이 된다.

예과는 다양한 취미를 찾거나 자기계발을 하기에도 좋다. 운동, 악기 연주, 사진 촬영, 요리 같은 새로운 취미를 시작하거나 외국어 공부, 코딩처럼 미래에 도움이 될 수 있는 공부를 하는 학생이 많다. 다양한 취미를 즐기고 새로운 기술을 배우는 것은 본과로 진학한 뒤 큰 도움이 된다.

의대생은 다른 과 학생보다 동기와 선후배와의 관계가 상당히 가깝다. 긴 학업 과정을 함께 견뎌야 하므로 유대감을 쌓는 것이 중요하다. 예과 학생은 여가 시간에 동기들과 함께 영화나 뮤지컬을 보거나 보드게임 같은 소소한 활동을 즐기고, 국내외 여행을 함께 떠나는 경우도 많다. 이런 활동은 시간이 지나도 오래 기억에 남는 소중한 추억이 된다.

학교 행사 역시 예과생에게 중요한 여가 활동이다. 연세대학교 의과대학은 매년 두 가지 축제를 개최한다. 세란제에서는 다양한 문화 행사와 스포츠 대회, 공연을 진행한다. 서울대학교 의과대학과 함께 여는 연서제에서는 축구, 농구, 야구, 테니스 등의 운동 종목을 겨룬다.

대학생이 되면 아르바이트를 시작하는 학생이 많은데, 취미나 여행을 즐기려면 경제적인 여유가 필요하기 때문이다. 중고등학생을 대상으로 수학이나 과학을 가르치는 아르바이트를 제일 많이 한다. 과외는 일반적인 아르바이트보다 수입이 높고, 가르치는 과정에서 자신의 지식을 복습할 수 있다는 장점이 있다. 카페나 음식점에서 일하며 사회 경험을 쌓는 학생도 있다.

예과 생활은 단순히 본과 진급을 위한 준비 기간을 넘어 인생에서 다양한 경험을 할 수 있는 소중한 시간이다. 동아리와 취미 활동을 통해 사람들과 교류하고, 자기계발을 하며, 아르바이트로 사회 경험을 쌓을 수 있다. 여유롭고 다채로운 예과 시절의 경험은 의사로서의 삶뿐 아니라 개인적인 성장에도 훌륭한 자산이 된다.

2

장

의사가 되기 위한 기초 과정

의과 대학 본과 1, 2학년

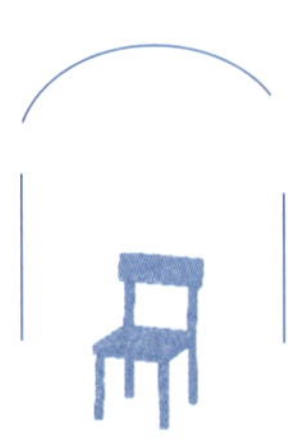

본과에 올라오면 의학에 관해 전문적으로 배우기 시작한다. 그 가운데에서도 본과 1, 2학년 때는 이론 공부를 집중적으로 하고, 본과 3, 4학년 때는 병원 실습을 돈다. 병원 실습은 의과대학에서도 어떤 분야를 도는지에 따라 난도가 천차만별이지만, 본과 1, 2학년은 어느 의과대학이든 아주 어렵다. 의대 공부량이 방대하다는 말은 본과 1, 2학년 이야기다. 학교마다 커리큘럼은 조금씩 다르지만, 대부분 의과대학에서는 본과 1학년 때 기초의학을 배우고 본과 2학년 때 임상의학을 배운다. 연세대학교 의과대학은 2023년 이전까지는 기초의학을 배운 다음 임상의학을 배웠다. 그러다가 2023년 새로 도입된 교육과정인 'CDP Curriculum Development

Project 2023'에서 기초의학과 임상의학의 통합을 강조하면서 1학년부터 기초의학과 임상의학을 함께 배운다.

기초의학은 환자와 질병과는 조금 떨어져서 생명현상의 본질, 인체의 병태생리 등 의학의 기초적인 지식을 연구하는 학문이고, 임상의학은 환자를 대상으로 질병 문제를 해결하는 데 필요한 지식을 연구하는 학문이다. 기초의학에서 심장이 어떤 리듬을 가지고 뛰는지, 박동은 어떻게 조절되는지, 박동 조절 과정에 문제가 생기면 어떤 이상이 나타나는지 등을 배운다면, 임상의학에서는 부정맥, 허혈성심장질환 같은 심장질환을 진단하고 치료하는 법을 주로 배운다. 기초과목에는 생화학, 조직학과 생리학, 해부학, 약리학, 병리학, 면역학 등이 있고, 임상과목에는 소화기학, 순환기학, 호흡기학 등이 있다. 임상의학을 세부적으로 분류하면 더 다양하지만, 의과대학에서는 크게 20가지 정도 배운다.

그렇다고 본과 1, 2학년 때 학문적인 내용만 배우는 것은 아니다. 연세대학교 의과대학에서는 오전에 교과 과목을 배우고, 오후에는 의료리더십, 의료커뮤니케이션처럼 인문사회의학 내용을 다루거나 그룹 토의, 연구멘토링 등 의사가 가져야 할 역량을 배운다.

한 학기 동안 여러 과목을 동시에 수강하는 일반적인 과와 다르게 의과대학 수업은 블록형 강의로 진행될 때가 많으며, 본과 2학년 때 배우는 임상과목은 거의 블록형 강의다. 블록형 강의란

한 과목을 하나의 블록으로 묶어 한 번에 한 과목씩 배우는 형식
이다. 한 과목을 몰아서 공부한 뒤 시험을 보고, 그다음 다른 과
목을 공부한 뒤 시험 보기를 반복한다. 기초과목과 임상과목, 교
과 외 과목까지 합치면 본과 1, 2학년 동안 약 50여 개의 과목을
배워야 한다. 학사일정상 이 모든 과정을 2년 만에 끝내야 하므로
길면 한 달, 짧으면 일주일 만에 한 과목을 다 배우기도 한다. 기본
적으로 공부량이 방대한데다 내용도 쉽지 않고, 시험도 거의 일주
일에 한 번씩 보니 의과대학 공부는 힘들 수밖에 없다. 그러면 본
과 1, 2학년 동안 구체적으로 어떤 내용을 배우는지, 기초과목, 임
상과목, 인문사회의학과 기타 프로그램 순으로 살펴보자.

의학의 기초 지식을 배우는 기초과목

생화학

의학은 질병을 예방하고 치료하는 학문이다. 질병이란 인체의 기능에 이상이 생긴 것이므로 무엇이 어떻게 이상인지 알려면 먼저 인체의 정상 상태를 이해해야 한다. 그래서 의학 공부는 우리 몸의 정상적인 구조와 기능을 분자 단위에서 파악하는 것부터 시작한다.

생명현상을 분자 단위에서 탐구하는 학문이 생화학이다. 생화학은 말 그대로 생명현상과 관련된 화학적 반응과 그 반응에 관여하는 다양한 분자를 다룬다. 의과대학에서 배우는 생화학은 일반 생화학과는 약간 다르다. 보통 생화학에서는 반응 과정의 수많은 경로에서 일어나는 각각의 단계를 아는 것이 아주 중요하고 의과대학에서도 이 과정을 배우지만, 의학적 측면에서 더 중요한 반응 과정이 어떻게 조절되는지에 초점을 맞춘다. 밥을 먹었을 때와 먹지 않았을 때, 운동처럼 급하게 에너지가 필요할 때와 같이 여러 상황에서 우리 몸이 어떻게 조절되는지 알아간다. 이런 조절 메커니즘에 문제가 생기면 질병으로 이어진다.

연세대학교 의과대학에서는 본과 1학년 1분기에 생화학을 크게 '세포대사'와 '분자생물학'으로 나누어 배운다.

기계가 작동하려면 전기가 필요하듯이 우리 몸도 에너지가 있어야 움직일 수 있다. 에너지는 우리가 먹는 음식에서 얻는다. 음식을 먹는다고 곧바로 에너지가 생기는 건 아니다. 음식은 소화되고 분해된 다음 여러 과정을 거쳐 ATP라는 에너지 형태로 바뀌는데, 이 전체 과정을 대사라고 한다. 세포대사 수업에서는 우리가 먹는 음식, 특히 탄수화물, 단백질, 지방이 몸속에서 어떻게 에너지로 바뀌는지 배운다. 이를 이해하려면 먼저 세 가지 영양소의 구조와 역할부터 알아야 한다.

탄수화물은 우리 몸이 가장 먼저 사용하는 에너지원이다. 이름처럼 탄소와 물이 결합된 구조를 가지고 있으며, 탄소, 수소, 산소가 일정한 비율로 연결되어 있다. 포도당이나 전분처럼 단맛이 나는 물질이 여기에 속하고, 당질이라고 부른다. 뇌처럼 포도당을 주로 쓰는 기관에서 아주 중요한 에너지원이다. 단백질은 에너지원이라기보다 우리 몸을 만드는 데 꼭 필요한 재료다. 근육, 피부, 손톱, 머리카락 모두 단백질로 이루어져 있고, 우리 몸의 각종 작용을 조절하는 효소와 호르몬도 대부분 단백질이다. 단백질은 아미노산이라는 작은 단위로 구성되어 있으며, 아미노산의 종류는 20가지다. 이 아미노산들이 어떤 순서로 연결되느냐에 따라 단백질의 모양과 기능이 달라진다. 마지막으로 지방은 탄수화물처럼 에너지원이 될 수 있고, 에너지를 오래 저장하는 역할도 한다. 우리가 흔히 지방이라고 부르는 물질은 중성지방으로, 지질의 하위 그룹이다. 지질은 중성지방처럼 에너지를 저장하고, 인지질처럼 세포막을 구성하며, 스테로이드처럼 호르몬으로서 신호전달도 한다.

우리가 먹은 음식에 들어 있는 탄수화물, 단백질, 지방은 각각의 경로를 따라 대사를 거친 다음 에너지로 바뀐다. 이 과정이 완전히 따로따로 일어나지는 않는다. 탄수화물이 분해되어 생긴 물질이 지방대사의 재료가 되듯이 서로 연결되어 영향을 주고받는다. 수많은 반응이 서로 맞물려 돌아가는 모습은 복잡한 기계 속 톱니바퀴 같다. 이 톱니바퀴를 돌리는 연료가 영양소와 산소다. 톱니바퀴가 잘 돌면 에너지가 만들어지고, 남은 찌꺼기인 물과 이산화탄소가 나와 몸 밖으로 배출된다. 그런데 이 과정에서 하나라도 고장 나면 몸 전체에 영향을 줄 수 있다. 어떤 효소가 고장 나면 해당 대사가 중단되어 몸에 문제가 생긴다. 의학에서는 이런 문제를 찾아내고, 그 원인을 파악하는 능력이 중요하다. 그래서 세포대사 수업에서는 단순히 어떤 반응이 일어나는지는 물론이고, 왜 그런 반응이 일어나며 어떤 상황에서 문제가 생기는지까지 배운다.

분자생물학 역시 우리 몸을 분자 단위에서 연구하는 학문이다. 그 가운데 유전자 복제와 새로운 단백질 생성 등 생명체가 유전정보를 바탕으로 생명을 유지해나가는 기본 원리를 연구한다. 우리 몸의 모든 정보는 DNA라는 분자에 저장되어 있다. DNA는 단백질과 함께 꼬여 있는 염색체 형태로 존재하며, 사람은 총 23쌍의 염색체를 가진다. 염색체 안에는 약 2만 개의 유전자가 들어 있다. 이 유전자는 전사 과정을 거쳐 RNA가 되고, 번역 과정을 통해 단백질이 된다. 유전정보가 DNA-RNA-단백질 방향으로 흐른다는 개념을 분자생물학의 중심 원리라고 부른다. 이에 대해 관심 있는 친구들이 있다면 더 찾아보면 좋겠다. 상당히 흥미로운 이야기를 알게 될 것이다. 이처럼 유전정보가 실제 작용을 만들어내는 과정을 유전자발현이라고 한다. 중고등학교 생명과학에서도 이같은 기본 원리는 배웠을 것이다. 의과대학에서는 한 걸음 더 나아간다. 단백질이 만들어지는 과정 말고도 그 과정이 어떻게 조절되는지, 조절에 실패하면 어떤 일이 생기는지를 중심으로 다룬다.

우리 몸속 2만 개의 유전자는 항상 발현되는 것이 아니다. 같은 유전자를 가지고 있어도 사람마다 발현이 될 수도 안 될 수도 있다. 심지어 한 사람의 몸속에서도 세포의 위치에 따라 발현 정도가 다르다. 따라서 유전자발현은 아주 세밀하게 여러 단계를 통해 조절되어야 한다. 조절 과정에 조금이라도 문제가 생기면 돌연변이가 발생하거나 암과 같은 비정상 세포가 만들어질 수 있기 때문이다. 암은 조절 과정에 문제가 생겨 발생하는 대표적인 질병이다. 그래서 유전자발현 과정의 각 단계와 조절 메커니즘을 하나하나 자세히 아는 것이 중요하고, 어느 과정에 문제가 생겼을 때 어떤 질병이 발생하는지 알아야 한다. 어떤 질병의 발생 원인을 분자 단위에서 찾는 일도 분자생물학의 중요한 연구 분야 가운데 하나다. 이를 위해 단백질과 RNA를 다루는 연구 기법, 재조합 DNA, 유전자클로닝cloning, 염기서열분석 등의 실험방법론도 배운다.

세포대사와 분자생물학은 외울 내용이 많은 과목이다. 수많은 대사 경로와 분자 이름, 반응 과정을 외우다 보면 어렵고 지루하게 느껴질 수도 있다. 그러나 인체의 실제 작용과 연결해서 생각하면 꽤 흥미로운 부분도 많다. 한 교수님은 술을 마실 때 안주를 꼭 먹어야 하는 이유를 포도당 대사의 관점에서 설명해주기도 했다. 안주를 먹지 않으면 몸이 금식 상태에서처럼 에너지를 만들려고 하는데, 이때 필요한 물질이 알코올을 분해하는 데에도 쓰인다. 그 결과 에너지를 제대로 만들지 못하고, 심한 경우 쇼크가 올 수 있다는 것이다. 꽤 오래전 수업이었지만, 이 이야기는 아직도 생생하게 기억난다.

생화학은 화학반응이 우리 몸에 어떤 영향을 주고, 그것이 건강이나 질병과 어떻게 연결되는지 배우는 학문이다. 이런 면에서 생화학은 의학 공부의 기초이자 의사가 되기 위한 첫걸음이라고 할 수 있다.

조직학과 생리학

생화학 시간에 우리 몸을 분자 단위에서 살펴보았다면 다음 단계는 세포 수준이다. 세포는 우리 몸을 구성하는 가장 기본 단위다. 발생학적으로 기원이 비슷한 세포가 모여 조직tissue을 이루고, 조직이 모여 기관organ을 만든다. 기관이 모여 계통system이라는 구조를 만들며, 모든 계통이 서로 협력해 하나의 생명체가 된다. 의과대학의 학습 순서도 이와 비슷하다. 기초의학에서는 세포와 조직을 중심으로 공부하고, 이후 근육골격계통, 호흡계통, 순환계통처럼 계통 단위로 임상의학을 배운다.

연세대학교 의과대학에서는 생화학과 마찬가지로 1학년 1분기에 '세포와 조직' 과목을 통해 조직학과 생리학을 함께 배운다. 조직학은 세포와 조직의 구조를, 생리학(특히 세포생리학)은 기능을 중심으로 다룬다.

세포는 세포막으로 둘러싸여 있으며, 내부에는 핵, 미토콘드

리아, 소포체, 골지체 등 다양한 세포소기관이 있다. 중고등학교 생명과학에서 배운 내용과 비슷하지만, 의과대학에서는 각 소기관의 구조와 기능을 훨씬 세부적으로 학습한다. 예를 들어 세포는 주로 어떤 기능을 하느냐에 따라 구조가 달라진다. 단백질을 합성하는 세포는 소포체가 발달해 있고, 분비 기능이 활발한 세포는 골지체가 크며, 에너지를 많이 소비하는 이온 수송 세포는 미토콘드리아가 풍부하다. 또한 줄기세포의 분화 과정, 세포의 생존과 죽음에 관여하는 신호와 상호작용, 그리고 이런 과정에 이상이 생길 때 발생할 수 있는 질환도 배운다.

조직학은 현미경으로 세포와 조직을 직접 관찰하며 학습한다. 그래서 현미경으로 보는 해부학이라는 뜻에서 미세해부학이라고도 부른다. 우리 몸의 조직은 크게 상피조직, 결합조직, 근육조직, 신경조직으로 나뉜다. 상피조직은 피부나 내장처럼 몸의 안팎을 덮고, 결합조직은 뼈, 연골, 지방, 면역세포 등을 포함해 조직과 기관을 지지하고 연결한다. 근육조직은 수축과 이완으로 움직임을 만들어내고, 신경조직은 뇌, 척수, 신경 등을 구성해 신호전달을 담당한다. 네 가지 조직은 다양한 비율로 조합되어 하나의 기관을 이루며, 기관의 기능에 따라 주요 조직의 구성도 달라진다.

조직학 수업에서는 현미경으로 조직을 관찰하고, 그림으로 그리는 실습을 한다. 처음에는 현미경 사용이 익숙하지 않아 어려울 수 있지만, 세포와 조직의 구조를 눈으로 보고 그리는 과정 자체가 내용을 이해하는 데 큰 도움이 된다. 수업을 잘 들었는지 평가하기 위해 지필시험 말고도 일명 '땡시'라는 실습시험을 본다. 현미경이나 사진을 보고 제한 시간 안에 관찰한 조직의 이름이나 특징을 적는 형식인데, 30초마다 종이 울리면 다음 표본으로 이동해야 해서 빠른 판단력이 필요하다.

조직학에서 세포의 구조를 공부했다면 생리학에서는 세포의 기능을 공부한다. 생리학에서 중요한 분야 가운데 하나가 전기생리학이다. 신경세포의 신호전달이나 근육의 수축은 모두 전기적 신호에 의해 이루어진다. 생리학 수업에서는 전기신호가 어떻게 생성되고 전달되며, 세포가 전기신호에 어떻게 반응하는지 배운다. 생리학은 많은 학생이 처음으로 본과의 벽을 느끼는 과목이기도 하다. 물리와 화학의 개념을 함께 알아야 하고, 단순 암기보다 이해 중심의 학습을 해야 하기 때문이다. 시험도 서술형과 주관식 문제가 많이 출제된다. 그래도 꾸준히 공부하면 하나하나 논리적으로 연결되므로 오히려 암기 위주의 과목보다 재미있게 느껴진다.

조직학과 생리학은 의과대학 전 교육과정에 걸쳐 반복 활용된다. 조직학은 이후 배우게 될 병리학의 기초가 되고, 생리학은 내과 과목을 이해하는 데 꼭 필요하다. 처음에는 어렵고 지루하게 느껴질 수 있지만, 의학 공부의 토대를 다지기 위한 필수 핵심 과목이므로 초반에 잘 익혀두면 그다음 학습을 할 때 훨씬 쉬울 것이다.

해부학

생화학, 조직학과 생리학에서 우리 몸의 구조와 기능을 분자와 세포 수준에서 배웠다면, 그다음에는 눈으로 직접 인체를 관찰하며 공부하는 해부학을 배운다. 해부학은 생명체를 해체하여 구조를 연구하는 학문으로, 의대생이라면 누구나 한 번은 마주하는 상징적인 과목이다. 학교마다 조금씩 차이가 있지만, 연세대학교 의과대학에서는 본과 1학년 2분기부터 배운다. 해부학 실습은 6~7명이 한 조가 되고, 하나의 카데바cadaver(시신)를 배정받아 약 1년 동안 해부를 진행한다.

우리 몸은 기능적으로 나뉜 여러 계통으로 구성되어 있다고 했다. 해부학 수업은 이 계통을 중심으로 진행된다. 해부학은 단순히 인체의 구조를 외우는 과목이 아니라, 앞서 배운 조직학과 생리학의 내용을 연결해 인체를 통합적으로 이해하는 데 중점을 둔다.

가장 먼저 배우는 계통은 '근육골격계통'이다. 등, 가슴, 팔, 다리 등 각 부위의 피부, 근육, 뼈, 관절 구조를 익히고, 직접 해부하면서 관찰한다. 근육이 어디에 붙어 있는지, 어떤 방향으로 관절이 움직이는지, 그 부위에 어떤 신경과 혈관이 지나가는지 눈으로 직접 확인하는 경험은 교과서 속 그림을 보는 것과는 전혀 다르다. 관절 구조를 찾아내고 비교하는 과정에서 해부학의 묘미를 느낄 수 있다.

'신경계통'에서는 뇌와 척수로 이루어진 중추신경계, 온몸에 분포된 말초신경계의 구조와 기능을 배우며, 얼굴과 머리를 해부해본다. 내용이 어렵고 학습량도 많아 대부분 부담을 느끼지만, 그 정교함과 복잡성에 매료되는 학생도 많다. 특히 뇌를 직접 해부하면서 작은 기관 하나가 온몸을 조절한다는 사실에 경이로움을 느끼게 된다.

'순환계통'에서는 심장과 혈관계의 해부학적 구조를 배우고, 이 구조를 바탕으로 심장이 어떻게 신호를 전달하고 혈류를 조절하는지 알아간다. 심장은 워낙 중요한 기능을 담당하기 때문에 생리학에서도 비중이 높고, 내용도 가장 어렵다. 순환계통 해부는 근육골격계통처럼 직접 구조를 찾아내는 일보다 심장을 꺼내 관찰하는 데 대부분의 시간을 보낸다. 심장의 각 구조가 왜 존재하고, 어떤 기능을 하는지 알아야 해부학 시간을 알차게 보낼 수 있다. 해부학과 생리학의 연관성을 가장 잘 느낄 수 있는 단원이기도 하다.

'호흡계통'에서는 갈비뼈 안쪽의 폐 구조와 호흡의 원리, 조절 기전을 배운다. 수업 시수가 많지 않고 내용도 비교적 간단해 부담이 적은 편이지만, 갈비뼈를 자르고 폐를 꺼내는 실습 과정이 인상 깊다. 뼈는 우리 몸의 가장 안쪽에 있기 때문에 근육을 다 떼어내지 않는 이상, 해부를 하며 뼈의 온전한 모습을 보는 일은 드물다.

평소에 보기 어려운 뼈 구조와 그 안에 숨겨진 장기를 직접 확인하는 경험이기에 기억에 오래 남는다.

'소화계통'에서는 식도, 위, 창자, 간, 담도계, 이자 등 소화기관의 구조와 기능을 배운다. 다른 과목도 마찬가지이지만, 소화계통이야말로 해부학, 생리학과 조직학 지식이 유기적으로 연결되어야 한다. 음식물이 소화되는 과정을 이해하려면 음식물이 어떤 구조를 지나가는지, 어떤 운동과 화학작용을 거쳐 분해되는지, 그 과정에 관여하는 세포와 조직은 무엇인지 등을 종합적으로 알아야 하기 때문이다.

마지막으로 '비뇨생식계통'에서는 콩팥, 방광, 요관의 구조와 이곳에서 일어나는 여과, 재흡수 등 소변 형성 과정을 배운다. 체내 수분과 이온농도가 어떻게 조절되는지, 우리 몸의 산염기평형은 어떻게 유지되는지 등을 배우는데, 화학 관련 내용이 포함되어 있어 조금 어렵게 느껴질 수 있다. 이 밖에 골반과 생식기관의 구조를 학습하고 관찰하는 것으로 거의 1년에 걸친 해부를 마무리한다.

해부학 실습은 눈으로 인체 구조를 관찰하는 것을 넘어 반복적인 예습과 복습, 스케치를 포함한 능동적인 학습 과정이다. 실습하기 전 《그레이 해부학Gray's Anatomy》 같은 교과서를 참고해 해당 부위의 구조를 미리 익히고, 실습 후에는 관찰한 구조를 직접 그림으로 정리하며 복습한다. 이렇게 손으로 그려보는 과정은 인체 구조를 더 쉽고 깊게 이해하도록 만들고, 기억을 오래 유지하는 데 큰 도움이 된다.

학생들이 해부학 실습에서 가장 힘들어하는 부분은 생명체에 대한 경외감과 긴장감이다. 첫 실습 전에 막연한 두려움이나 정서적 부담을 느끼는 경우도 있다. 그렇지만 시간이 지나면서 대부분 점차 익숙해지고, 생명을 향한 존중과 책임감을 자연스럽게 배워간다. 드라마에서처럼 실습 도중 토하거나 해부가 맞지 않아 진로를 바꾸는 일은 매우 드물다. 오히려 이 과정을 통해 의사가 되고자 하는 마음을 다잡는 계기를 갖는다.

아직도 첫 해부 시간이 생생하게 기억난다. 카데바를 앞에 두고 함께 기도를 드린 뒤 교수님이 "이분이 너희의 첫 환자다"라고 말씀하셨다. 인체를 직접 해부하는 일은 의대생에게도 인생에 단한 번뿐인 소중한 경험이다. '백문이 불여일견'이라는 말처럼 교과서로만 보던 내용을 눈으로 직접 확인했을 때의 감동과 학습 효과는 이루 말할 수 없다. 하루 종일 해부에 몰두한 날은 몸은 지치지만, 머릿속에는 수많은 인체 구조가 선명하게 새겨진다.

해부학 실습실 입구에 'Mortui Vivos Docent'라는 문구가 새겨져 있다. 죽은 자가 산 자를 가르친다는 뜻으로, 해부학의 본질을 잘 보여주는 말이다. 해부 실습은 그저 지식을 전달하는 시간이 아니라 생명에 대한 존중과 감사의 마음을 배우는 시간이다. 실습을 할 때마다 이 문구를 떠올리며, 시신을 기증해주신 분들의 숭

고한 선택에 감사하는 마음으로 수업에 임했다. 그 마음은 시간이 흘러도 잊지 못할 것이다.

질병 이해의 기초

　생화학, 조직학과 생리학, 해부학은 우리 몸이 어떻게 생겼는지, 또 어떻게 움직이고 기능하는지 다루는 과목이다. 다시 말해 건강한 상태의 몸을 공부한 것이다. 이 과목들을 배우고 나면 임상의학을 배우기 전에 반드시 알아야 하는 또 다른 기초과목을 배운다. 연세대학교 의과대학에서는 본과 1학년 3·4분기 동안 약리학, 병리학, 면역학 세 과목을 공부한다. 이 과목들은 성격이 비슷하고 서로 연결되는 부분이 많아 합쳐서 질병 이해의 기초라고 부른다. 몸에 병이 생겼을 때 우리 몸속에서 어떤 변화가 일어나는지 알려주는 과목이며, 임상의학을 잘 이해하기 위해 꼭 필요한 발판이다. 약리학, 병리학, 면역학이 어떤 과목인지, 실제로 어떻게 쓰이는지 살펴보겠다.

　먼저 '약리학'은 약이 우리 몸속에 들어왔을 때 어떤 과정을 거쳐 작용하는지, 그리고 질병 치료에 어떻게 활용할 수 있는지 배우는 과목이다. 약리학은 크게 약동학, 약력학, 약치학으로 나눌 수 있다. 약동학은 약이 몸에서 흡수되고 퍼지고 대사(몸속에서 화학적으로 변하는 과정)되어 배설되는 과정을 다룬다. 약력학은 약이 목표한 세포나 장기에 도달해 어떤 효과를 내는지 연구한다. 마지막으로 약치학은 질병을 치료할 때 약을 실제로 어떻게 활용하는지 배운다.

약리학은 기초과목이지만, 실제 환자를 치료하는 임상의학과도 밀접하게 연결된다. 약을 활용해 질병을 치료하는 것이 약리학의 가장 큰 목표이기 때문이다. 예를 들어 치료적 약물 농도 모니터링TDM, Therapeutic Drug Monitoring이 있다. 약물의 몸속 농도를 주기적으로 확인해 사람마다 알맞은 용량과 투여 간격을 찾는 방법이다. 항생제인 반코마이신이 대표적인 TDM 대상이다. 어떤 약은 몸속 약물 농도가 조금만 높아지거나 낮아져도 심각한 부작용이 생기거나 효과가 사라질 수 있다. 또한 같은 약을 먹어도 사람마다 몸속 농도가 크게 달라질 수 있으므로 약동학 지식이 없으면 적절하게 조절하기 어렵다.

약리학이 몸과 약의 관계를 배우는 과목이라면, '병리학'은 질병 자체의 원인과 몸속 변화를 배우는 과목이다. 몸속 세포가 손상되고 염증이 생기며, 종양처럼 비정상적인 세포가 자라는 과정을 깊이 이해할 수 있다. 병리학은 기초과목이면서도 실제 환자 진료에 직접적으로 쓰이는 내용이 많아서 임상의학으로 여기기도 한다. 대표적인 예가 종양 진단 과정이다. 건강검진이나 어떤 증상이 나타나 받은 검사에서 이상 소견이 발견되면, 의사는 CT나

MRI 같은 영상검사로 종양의 위치를 확인한다. 그리고 수술이나 생검으로 종양 조직을 얻어 현미경으로 관찰하는데, 이 과정이 바로 병리학과의 역할이다. 종양이 양성인지 악성인지, 어떤 종류의 암인지 최종적으로 확진해주는 것은 병리학자의 몫이다. 이처럼 병리학은 질병을 이해하는 데 그치지 않고, 환자를 치료하기 위한 핵심 정보를 제공한다는 점에서 아주 중요한 과목이다.

'면역학'은 우리 몸의 면역계와 면역반응을 다루는 과목이다. 면역계는 우리 몸을 위험으로부터 지키는 방어 체계다. 몸속으로 세균이나 바이러스 같은 병원체가 들어오면 면역계가 이를 알아채고 제거해 우리 몸을 보호한다. 하지만 면역반응이 항상 완벽한 것은 아니다. 위험하지 않은 것을 위험하다고 잘못 판단하면 몸에 꼭 필요한 세포나 조직을 공격할 수 있다. 이를 자가면역질환이라고 한다. 반대로 정말 위험한 병원체를 위험하지 않다고 잘못 판단하면 몸은 그 위협을 제거하지 못하므로 엄청난 피해를 입는다. 암이 대표적인 예다. 우리 몸에서는 평소에도 암세포가 생기지만, 면역계가 이를 제거해주므로 별문제가 되지 않는다. 그러나 면역계가 암세포를 제대로 인식하지 못하면 암이 점점 자란다. 또한 많은 질병이 병원체 자체보다 병원체에 대한 면역반응이 지나치게 강해 문제가 되기도 한다. 코로나바이러스 감염증19는 어린이에게 덜 치명적이라고 한다. 그 이유 가운데 하나가 어린이는 면역계가 아직 완전히 성숙하지 않아 면역반응이 성인보다 약하기 때문이다. 반면 성인은 과도한 면역반응이 오히려 몸을 해치는 경우가 많다.

　면역학은 질병에 대한 몸의 반응을 이해하는 데 중요해서 환자 치료와 연결되는 경우가 많다. 면역항암제가 그렇다. 암세포는 면역세포가 자신을 공격하지 못하도록 특정 신호를 보내는데, 면역항암제는 이 신호를 차단해 면역계가 암세포를 다시 위험한 존재라고 인식하게 만든다. 이렇게 되면 면역계가 암을 공격해 제거할 수 있어 효과가 좋으면 온몸에 퍼져 있던 암이 거의 사라질 정도로 치료되기도 한다. 또 다른 예로 코로나바이러스 감염증19 환자 치료에 사용되는 스테로이드가 있다. 스테로이드는 몸의 면역반응을 억제하는 약물이다. 코로나바이러스 감염증19는 때로 과도한 면역반응 때문에 환자의 상태를 악화시킨다. 이때 스테로이드를 사용하면 지나치게 강한 면역반응을 줄여 몸이 손상되지 않도록 도울 수 있다.

　지금까지 약리학, 병리학, 면역학 세 과목을 살펴보았다. 이 과목들은 약학대학이나 생명과학 관련 학과에서도 배우지만, 의과대학에서 배우면 환자를 치료하는 임상의학과 연결해 공부할 수 있다는 점에서 훨씬 흥미롭게 다가온다. 물론 쉽지만은 않다. 약리학은 다뤄야 할 약물이 많아서 시험을 준비할 때 수십, 수백 개의 약 이름과 기전을 외워야 한다. 그래서 의대생은 앞글자를 따서 문장을 만들거나 말이 되게 연결하는 등 다양한 암기법을 활용한다. 면역학은 시험이 어렵기로 유명한 과목이다. 개념을 정확하게 이해하고 세세하게 정리하지 않으면 문제를 풀기 힘들다. 병리학 시험은 오픈북으로 치르지만, 대부분 논술형 문제라서 질병의 흐름과 의미를 스스로 설명할 수 있어야 한다.

집중해서 공부하다 보면 '이 환자가 이런 증상을 보이는 이유가 무엇일까?' '이 약을 쓰면 몸에서 어떤 변화가 일어날까?' 같은 질문에 스스로 답할 수 있는 힘이 커진다. 내용을 읽으면서 약리학, 병리학, 면역학 가운데 하나라도 흥미가 생겼다면, 의과대학에서 이 과목들을 배우며 더 넓은 세계를 경험해보길 바란다.

실제 활용할 지식을 배우는 임상과목

본과 1학년 동안 기초의학 과정이 끝나면 임상의학을 배울 차례다. 임상의학은 블록형 강의다. 소화기학이나 순환기학과 같이 계통별로 나누어 2주일가량 집중적이고 강도 높은 강의를 듣는다. 일주일 만에 끝나는 과목도 있지만, 내용이 어렵거나 배워야 할 양이 많은 과목은 한 달 가까이 배우기도 한다. 그리고 각 과목이 끝날 때마다 시험을 본다. 이 말은 본과 2학년에 올라오는 의과 생에게 반가운, 오랜 가뭄 끝의 단비 같은 소식이다. 과목이 끝날 때마다 시험을 보는 일이 왜 좋은지 이해가 안 될 것이다. 과목이 끝나야 시험을 본다는 것은 과목이 끝나기 전까지는 시험을 안 본다는 말과 같다. 본과 1학년 때는 과목이 끝나든 안 끝나든 매주 주말마다 시험을 보고, 분기 말에는 누적 시험까지 본다. 이때와 비교하면 좀 더 아름다운 학창 생활을 그릴 수 있다.

그렇다고 2학년이 편하다는 말은 아니다. 그만큼 시험 범위가 늘고, 공부량도 본과 1학년보다 많으면 많지 결코 적지 않다. 다만 매주 시험을 치르는 것보다 심리적으로 조금 편할 뿐이다. 주로 대략 2주일에 한 번씩 시험을 보다가 분기 말이 가까이 오면 과목이 끝나도 시험을 보지 않는다. 대신 누적했다가 분기말고사 기간에 일주일가량 매일 시험을 본다.

여기에서는 임상과목에 해당하는 총 15개의 계통에 관해 '무엇을'보다 '어떻게'에 초점을 맞추어 설명한다. 소화기학, 순환기학, 호흡기학, 신장비뇨의학, 임상면역학, 혈액학, 내분비학, 생식의학과 여성질환, 임상신경과학, 정신건강의학, 응급의학, 근골격의학, 피부과학, 감각기학, 그리고 예방의학에 관해 살펴볼 것이다.

예방의학 같은 특수한 계통을 제외하고, 각 계통의 강의는 비슷한 방식으로 진행된다. 대략 한 계통에서 해당 계통의 내과, 외과, 영상, 병리, 종양, 소아를 배운다. 호흡기학을 예로 들면, 호흡기에 생길 수 있는 많은 질환을 한꺼번에 '호흡기학'에서 배우는 것이 블록형 강의의 목적이다.

호흡기학의 내과에서는 상기도감염, 폐렴, 결핵 같은 내과와 관련된 질환과 치료법을 배우고, 외과에서는 호흡기질환 가운데 수술이 필요한 질환과 외과적 치료법 등을 배운다. 단 소아와 성인의 질환이 다르므로 소아질환은 따로 배운다. 종양을 치료하는데 외과적 수술이 큰 부분을 차지하기 때문에 종양 파트와 중복된다. 종양 파트에서는 호흡기에 생길 수 있는 암에 관해 배운다. 각 질병은 해당 질환의 역학, 병태생리, 위험인자, 증상, 진단, 치료, 예후 순서로 체계적 틀을 따라 배운다. 영상은 진단, 예후 부분과 밀접하게 연관 지어 배운다. 호흡기질환을 진단하는 데 사용하는 엑스선, CT, MRI 같은 영상을 배우고, 세부적으로 각 질환이 영상에서 어떻게 나타나는지 익힌다.

임상과목에 관한 설명을 읽어도 여전히 어렵거나, 그래서 어떻게 배운다는 것인지 감이 잘 안 오는 사람도 있을 것이다. 단순하게 각 계통에서 해당 분야를 담당하는 교수님이 각각 수업을 한다고 생각하면 쉽다. 폐질환의 병리 수업은 병리과 교수님이 하고, 영상의학적 진단은 영상의학과 교수님이 한다. 폐종양 진단, 폐종양 치료는 각각 호흡기내과와 종양내과 교수님이, 폐종양의 외과적 치료는 흉부외과 교수님이 담당한다. 그래서 수업을 할 때마다 한 계통에 교수님이 대략 20명, 많게는 30명까지 들어온다. 실제 임상 현장에서 각 부분을 담당하고 있는 교수님이 수업을 진행하므로 임상 현장에서 질환의 진단부터 치료까지 어떤 과들이 어떻게 협력하는지 입체적으로 배울 수 있다.

수업 형식이 이렇다 보니 시험을 준비할 때 각 교수님마다 중요하게 생각하는 부분과 출제 유형이 달라서 어려운 점이 있다. 그럼에도 실제 임상과 가장 비슷한 형태로 각 질환에 관한 최고 전문가들의 시각을 한 번에 배울 수 있다는 것은 블록형 강의의 큰 장점이다.

이제 임상과목을 하나씩 살펴보면서 임상의 세계로 떠나보자. 임상과목은 의사가 되었을 때 활용할 수 있는 지식을 배운다. 기초과목 수업을 들을 때보다 긴장감이 늘어난다. 기초과목보다 압도적으로 많은 공부량을 자랑한다는 점이 한몫한다. 시험 주기가 긴 데다 수많은 질환의 역학, 병태생리, 진단, 치료, 예후와 같은 요소를 모두 알아야 하기 때문이다. 따라서 모든 질환을 완벽하게 암기하려고 하기보다 중요한 질환 위주로 실제 임상에서 중요한 포인트를 짚어가며 공부하는 것이 중요하다.

소화기학

사람들이 병원을 찾는 가장 흔한 이유가 무엇일까? 자료에 따라 조금씩 차이가 있지만, 두통과 복통이다. 실제로 복통은 일상적으로 많은 사람이 자주 겪는 증상이다. 복통의 원인은 다양하나 주로 소화계통에 문제가 생겨서 발생한다. 소화계통의 질병 원인을 다루는 학문이 소화기학이다. 소화기학은 임상과목 가운데 수업 시간을 제일 많이 할애할 정도로 중요하다.

소화기학에는 크게 세 분야가 있다. 첫 번째 분야는 식도부터 시작하여 위, 소장을 거쳐 대장까지 일련의 장관계통을 다루는 위장관학이다. 우리 몸의 장관계통은 소장의 앞부분인 십이지장의 특정 위치를 기준으로 위쪽은 상부위장관, 아래쪽은 하부위장관으로 나뉜다. 상부위장관에는 식도와 위가 포함되고, 하부위장관에는 대장이 포함된다. 상부위장관에는 궤양, 역류성질환, 종양성질환 등이 발생하고, 하부위장관에는 염증성장질환, 종양성질환 등이 나타난다.

두 번째 분야는 간장학이다. 우리 몸의 주요 대사들이 이루어지는 붉은 장기로, 독소 해독, 영양소 저장 등 많은 일을 도맡아 한다. 뇌가 우리 몸의 왕이라면 간은 영의정이라는 비유를 할 만큼 정말 소중한 장기다. 건강검진을 받은 사람 가운데 간수치가 올랐다는 말을 듣는 경우가 있다. 특별한 질병이 있는 것이 아니라면 술을 많이 먹거나 약을 많이 먹었을 때 간수치가 올라가는데, 간수치의 정확한 명칭은 혈청 AST/ALT 농도다. AST와 ALT는 단백질대사와 관련된 효소로, 간세포 속에 존재한다. 그런데 간염 같은 특정 질병 혹은 지나치게 술을 마시거나 약을 먹어서 간세포가 파괴된다면, 간세포 속 효소가 혈액으로 흘러들어 가 혈청(혈액의 일부) AST/ALT 농도가 상승한다. 즉 간수치가 올랐다는 말은 간세포가 파괴되고 있다는 뜻이다. 간장학에서는 이 밖에도 바이러스

성간염, 지방간 같은 질병을 다룬다.

세 번째 분야는 담췌학이다. 담췌학은 담도계통과 췌장을 다룬다. 담도계통은 간에서 생성된 담즙이 십이지장으로 나가는 경로를 구성한다. 췌장은 여러 소화효소와 인슐린을 포함한 호르몬을 분비하는 장기다. 담도계통과 췌장에 생기는 악성종양은 예후가 굉장히 좋지 않다. 2021년 중앙암등록본부의 국가암등록통계에 따르면, 2017년부터 2021년까지 암종의 5년 상대생존율이 대장암은 74.3퍼센트, 위암은 77.9퍼센트인데 반해, 췌장암은 15.9퍼센트, 담낭 및 담도암은 28.9퍼센트에 불과했다. 주요 암종 가운데 생존율이 가장 낮다. 담도계통과 췌장에 생긴 악성종양의 예후가 안 좋은 이유는 진단이 어렵고 효과적인 치료법이 없기 때문이다. 췌장암은 췌장이 신체 내부 깊숙한 곳에 자리 잡고 있어 암이 생겨도 알아내기 어렵고, 암이 어느 정도 진행되기 전까지는 특이 증상이 나타나지도 않는다. 또한 췌장암에 대한 종양표지자(혈액검사로 확인할 수 있는 종양 관련 물질)인 CA19-9로는 췌장암을 효과적으로 진단할 수 없다. 췌장암을 진단했더라도 췌장 주변에는 주요 동맥과 같은 중요한 구조물이 많아서 수술로 제거하기 어렵다. 다행히 의학이 발전하면서 생존율을 조금씩 끌어올리고 있지만, 아직 연구할 내용이 많은 분야다.

소화기학은 방대한 학문이라서 세 분야 말고도 다양한 분야가 있다. 그러나 소화기에 질병이 생겼을 때 환자들이 호소하는 증상은 대부분 소화불량 아니면 복통이다. 따라서 소화기에 생기는 각종 질환을 감별해낼 수 있는 능력이 중요하다. 감별진단을 하려면 신체 진찰이 중요한데, 소화기학의 신체 진찰은 복부 진찰이 대표적이다. 신체 진찰이란 눈으로 살펴보는 시진, 귀로 직접 듣거나 청진기를 이용해 소리를 듣는 청진, 아픈 부위를 두드려서 몸 내부의 상황을 확인하는 타진, 손으로 직접 누르거나 만져보는 촉진으로 구성된다. 신체 진찰을 할 때는 순서가 중요하다. 복부 진찰은 시진, 청진, 타진, 촉진 순으로 해야 한다.

복부 진찰의 시작은 세팅이다. 환자가 그냥 침대에 누워 있으면 복부 근육이 긴장되어 제대로 진찰할 수 없다. 환자에게 베개를 주고 무릎을 약간 구부리게 해서 복부 근육이 부드럽게 이완되도록 한다. 그다음 시진을 통해 복부의 전반적인 상황, 눈으로 봐도 느껴지는 덩어리나 복부팽만은 없는지 확인한다. 이후 청진기를 대고 장음을 들으면서 잡음이 들리지는 않는지 확인한다. 타진과 촉진보다 청진을 먼저 하는 이유는, 타진이나 촉진이 복부의 장기에 영향을 주어 청진 소견이 달라질 수 있기 때문이다. 타진에서는 몸을 두드려 간과 같은 장기가 어디에 있는지, 통증은 없는지 확인한다. 마지막으로 얕게 혹은 깊게 손을 짚으면서 촉진을 하며 덩어리나 통증은 없는지 확인한다. 이런 과정을 통해 의사가 환자의 복부를 체계적으로 살펴볼 수 있다.

연세대학교 의과대학에서는 소화기학을 단 한 번의 시험으로 평가한다. 시험 범위를 처음부터 끝까지 한 번 읽으면서 공부하는 방법을 회독이라고 하는데, 1회독을 끝낸 뒤 2회독을 시작하려고 다시 첫 장을 폈을 때 처음 보는 것처럼 하나도 기억이 안 날만큼 엄청난 양이다. 학생들이 밤을 새워가며 공부할 수밖에 없다.

순환기학

늦은 밤, 조용한 병실 안. 지긋한 나이의 노인이 병상에 누워 있고, 옆에는 아내가 간이침대에 누워 잠들어 있다. 환자 옆에 있는 여러 모니터 기기에서 규칙적인 기계음이 들려온다. 갑자기 모니터에 빨간색 경고가 뜨고, 날카로운 경고음이 병실을 울린다. 놀란 보호자가 간호사를 호출하고, 간호사가 급히 달려와 환자를 확인하더니 "코드 블루!"를 외친다. 이어 여러 의료진이 몰려와 심폐소생술을 시작한다.

드라마에서나 볼 수 있는 장면 같지만, 실제로 병원에서 자주 벌어지는 상황이다. 이 장면에서 등장한 심장 모니터, 경고음, 심폐소생술 모두 순환기학과 깊은 관련이 있다. 순환기학은 우리 일상과도 맞닿아 있다. 운동할 때 숨이 차면서 심장이 빨리 뛰는 경험, 중요한 시험이나 발표 전 가슴이 두근거리는 경험을 해봤을 것이다. 때로는 이유 없이 심장이 너무 빠르게 뛰어 불안한 적도 있을 것이다. 이렇게 비정상적으로 심장이 뛰는 증상을 심계항진이라고 하며, 순환기학에서 아주 중요하게 다루는 주제 가운데 하나다.

순환기학은 심장과 혈관을 포함한 순환기계를 배우는 과목이다. 순환이라는 말에서 알 수 있듯이 우리 몸에는 끊임없이 피가 돌고 있다. 혈액은 몸 구석구석에 산소와 영양분을 전달하고, 이산화탄소와 노폐물을 가져온다. 이 과정이 원활하게 이루어지려면 혈액을 밀어주는 펌프와 혈액이 지나갈 통로가 있어야 한다. 심장은 펌프 역할을 하고, 혈관은 통로 역할을 한다. 이 둘을 합쳐 심혈관계 또는 순환기계라고 부른다.

순환기학은 의대생에게 어렵기로 유명한 과목이다. 순환기학을 이해하려면 물리학 지식이 필요하다. 심장은 전기신호를 받아서 뛰므로 이를 기록하는 심전도와 전기 흐름을 이해하기 위해 전기생리학 개념을 꼭 알아야 한다. 또한 혈관을 따라 흐르는 유체인 혈액은 그 흐름의 속도와 압력이 질환과 밀접하게 관련되어 있어 유체역학 지식도 필요하다. 심장은 아주 역동적인 장기다. 심장은 전기신호를 받아 일정한 순서로 근육이 수축과 이완을 반복한다. 이 과정을 제대로 이해해야 심장질환의 원리, 진단, 치료 방법까지 연결할 수 있다. 시험 준비도 만만치 않다. 심전도를 해석하고 복잡한 혈류의 변화를 이해해야 하다 보니 많은 학생이 어렵다고 느낀다. 하지만 한 번 흐름을 이해하고 나면 순환기학만큼 재미

있는 과목도 없다.

순환기학에서는 어떤 질환을 다룰까? 심장의 맥박이 불규칙하게 뛰는 부정맥이 대표 질환이다. 심장의 전기신호 전달에 문제가 생기면 심장이 제대로 박동하지 못하며, 증상이 없는 경우도 있지만 생명을 위협하는 경우도 있다. 또 다른 질병으로 허혈성 심장질환이 있다. 심장마비로 알려진 심근경색이 대표적인 허혈성 심장질환이다. 심장 근육에 혈액이 제대로 공급되지 않아 일부 조직이 죽는 상태다. 심장은 관상동맥이라는 혈관을 통해 스스로 혈액을 공급받는데, 관상동맥이 막히면 심근경색이 발생한다. 심장이 혈액을 충분히 받아들이거나 내보내지 못하는 상태인 심부전도 중요하게 다루는 질환이다. 쉽게 말해 심장이 펌프 역할을 제대로 하지 못해 온몸으로 혈액을 돌리지 못하는 것이다. 그 결과 피로감이 심해지고, 몸에 부종이 생기기도 한다. 이 밖에 선천적으로 심장에 기형이 있는 선천성 심장질환, 심장 판막에 문제가 생기는 판막질환, 심장의 근육이나 이를 둘러싼 막에 생기는 심근질환과 심막질환, 그리고 고혈압도 순환기학에서 다루는 주제다. 심장뿐만 아니라 대동맥박리나 하지정맥류 같은 혈관질환도 함께 배운다.

순환기학은 몸의 엔진과 같은 심장을 중심으로 전신의 혈액순환을 다루는 중요한 과목이다. 순환기내과나 흉부외과를 전공하지 않더라도 다양한 질환이 심장과 연결되므로 의사라면 반드시 이해해야 한다. 시험과 공부는 쉽지 않지만, 환자의 심전도를 해석하고 심장의 움직임을 이해할 수 있을 때 느끼는 성취감은 크다. 순환기학을 배우고 나면 드라마에서 심폐소생술이나 심전도가 나올 때, 나도 모르게 긴장하게 될 것이다.

호흡기학

호흡은 사람의 생명과 직접 관련된 중요한 기능이다. 호흡은 인체 안 여러 기관들의 정교한 상호작용을 통해 이루어진다. 그래서 호흡기에 생기는 질병은 엄청 많고, 생명에 영향을 주는 암부터 비교적 가벼운 감기까지 종류도 다양하다. 호흡기질환의 주요 특징은 대부분의 호흡기질환에 나타나는 증상이 비슷하다는 것이다. 호흡기질환에 걸린 환자는 공통적으로 기침, 객혈, 가슴통증 등의 증상을 호소하므로 감별진단을 잘 해야 한다. 호흡기학에서는 신체 진찰, 검사 등을 통해 어떻게 감별진단을 하는지를 중점적으로 배운다. 여기서는 호흡기의 구조를 살펴보고, 호흡기에서 생길 수 있는 질환의 증상과 검사를 훑어보겠다.

우리 몸의 호흡기는 상부 호흡기계와 하부 호흡기계으로 나눈다. 상부 호흡기계는 코, 부비동, 인두, 후두로 이루어져 있고, 하부 호흡기계는 기관, 기관지, 세기관지, 폐포로 이루어져 있다. 각

부분에 감염, 염증, 암 등이 생기면서 다양한 질병을 일으킨다.

가장 대표적인 호흡기질환은 폐렴, 폐결핵, 만성폐쇄성 폐질환, 폐암이다. 폐렴부터 하나씩 살펴보자. 이 질병들만 대략 알아도 호흡기질환의 대부분을 아는 것과 마찬가지이다. 폐렴은 폐 실질(어떤 장기의 주요 기능을 담당하는 부분)에 감염이 생긴 상태다. 감기보다 심각한 질병이며, 개인마다 차이는 있지만 주로 발열, 오한, 기침, 가래, 호흡곤란 증상이 나타난다. 진단은 흉부 엑스선, 검체(혈액, 객담)검사 등으로 할 수 있고, 치료가 조금 까다로운 편이다. 현재도 심하면 입원해야 하는 비교적 심각한 병이며, 항생제가 발달하지 않았던 과거에는 생명을 잃기도 하는 매우 무서운 병이었다. 황순원의 《소나기》에서 여자 주인공이 앓았던 병이 바로 폐렴이다.

폐렴을 치료할 때는 검사를 통해 어떤 균이 폐렴을 일으켰는지 알아내야 그에 맞는 항생제를 쓸 수 있다. 그러나 검사 결과가 나오기까지 기다리면 환자 상태가 심각하게 악화될 수 있어 결과가 나오기 전까지는 경험적 항생제를 사용한다. 경험적 항생제란 환자의 연령, 성별, 증상 등을 고려해 감염되었을 가능성이 가장 높은 균을 폭넓게 아우를 수 있는 항생제를 뜻한다. 시험은 환자의 나이, 성별 등 인적 사항과 증상을 비롯해 엑스선 검사 결과를 주고, 해당 환자에 적합한 약제를 고르라는 형태의 문제가 많다. 주어진 정보를 살펴보고 폐렴을 진단하여 적합한 경험적 항생제를 골라야 한다. 그런데 연령, 증상 등에 따라 사용하는 경험적 항생제가 다 달라서 외우기 쉽지 않다.

결핵도 호흡기학에서 아주 중요하게 다루는 질환이다. 결핵은 몇 주 이상 지속되는 기침이 제일 큰 특징이다. 결핵의 주요 증상은 다른 호흡기질환처럼 발열, 피로, 객혈 등이다. 역사적으로 가장 오래된 질환 가운데 하나이며, 수많은 사람의 목숨을 앗아간 악명 높은 병이다. 아직도 세계적으로 매년 150만 명이 결핵으로 사망한다. 물론 결핵 치료약의 획기적인 발달로 결핵 환자의 예후가 상당히 개선되었다. 그러나 항결핵제에 내성을 가진 다제내성 결핵, 광범위내성 결핵 등이 나타나면서 점점 치료가 어려워지고 있다. 우리나라에는 더 이상 결핵 환자가 없다고 생각하는 사람이 많다. 그런데 의외로 한국은 OECD 국가 가운데 결핵 발생률이 제일 높고, 사망률도 높은 편에 속한다.

만성폐쇄성 폐질환은 담배를 많이 피면 생기는 병으로 알려져 있다. 주요 증상은 기침, 가래, 호흡곤란 등이며, 천식과 매우 비슷한 증상이 나타난다. 그러나 천식과 다르게 한 번 나빠지면 다시는 회복되지 않는 비가역적인 질병이다. 이 점이 만성폐쇄성 폐질환의 무서운 점이다. 폐 속 공기의 흐름이 점점 막히면서 숨쉬기가 어려워지는 상태가 서서히 진행된다. 제일 큰 원인이 흡연이라서 환자가 그동안 얼마나 많이 담배를 피웠는지가 증상에 큰 영향을 준다.

이 밖에 가족력, 기도 과민성(기관지가 쉽게 자극받는 성질)도 영향을 줄 수 있다. 만성폐쇄성 폐질환은 완치가 어렵기 때문에 조기에 진단하고 증상이 악화되는 속도를 최대한 늦추는 것이 중요하다. 금연은 가장 효과적인 예방법이자 치료 방법이다. 금연만 해도 증상이 나빠지는 속도를 늦추고, 삶의 질이 좋아질 수 있다.

폐암에 걸리면 기침, 피 섞인 가래(객혈), 호흡곤란, 가슴통증(흉통) 같은 증상이 나타난다. 특히 갑작스럽게 체중이 줄면 암일 가능성이 높다. 폐암은 매우 치명적인 병이라서 진단을 받은 뒤 5년 안에 약 75퍼센트의 환자가 사망할 정도다. 처음 진단받은 환자의 약 15퍼센트만 폐에만 암이 있고, 25퍼센트는 주변 림프절까지 암이 퍼져 있다. 55퍼센트 이상은 이미 몸의 다른 곳까지 전이된 상태다. 즉 처음 진단할 때부터 어느 정도 암이 몸 곳곳에 퍼져 있는 상태이기에 상대적으로 치료하기 어렵고 사망률이 높다. 또한 폐암은 암으로 인한 사망의 28퍼센트를 차지하여 국내 암 사망자 가운데 장기별 1위다. 30여 년 전에 시작된 금연 캠페인은 남성의 폐암 사망률을 유의미하게 낮추었지만, 여성의 사망률은 증가하고 있다. 여성의 흡연률이 낮은데도 사망률이 늘어난다는 것은 흡연 이외에 환경오염과 대기오염 같은 여러 요인이 작용한다는 것을 뜻한다.

흡연은 여전히 폐암에 치명적인 요소다. 모든 종류의 폐암이 흡연과 관련 있다. 흡연을 하면 폐암 발생의 상대위험도가 13배나 증가하며, 간접흡연은 1.5배 증가한다. 만성폐쇄성 폐질환이 함께 나타나면 위험은 더 증가한다. 더욱 위험한 것은 흡연의 총량에 따라 폐암 발생률이 늘고, 금연을 하더라도 발생 위험이 줄긴 하나 비흡연자 수준으로 돌아오지는 않는다는 점이다. 특히 여성은 흡연에 노출될 때 남성보다 1.5배나 상대위험도가 높다.

폐암을 진단할 때는 흉부 엑스선이나 일반 CT보다 방사선 노출량이 적은 저선량 CT로 선별검사를 하고, 추가 검사가 필요하면 조직검사 등을 진행한다. 현재 폐암의 5~15퍼센트는 증상이 없을 때 정기적인 흉부 엑스선검사에서 발견되고, 나머지는 국소적·전신적 증상이 나타나야 발견된다. 폐암 고위험군(50세 이상 혹은 흡연력)은 반드시 정기적으로 검사해야 빨리 발견할 확률이 높다.

호흡기질환은 증상이 비슷한 만큼 감별진단이 특히 중요하다. 그래서 호흡기학은 기침, 객혈, 가슴통증 같은 대표적 증상이 나타날 경우 어떤 검사 방법으로 어떻게 감별진단을 해야 하며, 각각의 검사를 통해 확진할 수 있는 질병을 스키마로 적는 과제가 있다. 스키마란 질병을 감별하고 진단하기 위한 과정을 시각적으로 도식화한 요약도다.

앞서 설명한 질병 말고도 천식, 기흉 등을 비롯해 조금은 낯선 폐농양, 기관지확장증, 폐고혈압증, 간질성폐질환, 폐색전증, 흉수 같은 질병이 있다. 흡연은 호흡기에 최악이다. 자신과 주위 사람들의 건강한 삶을 위해 절대 담배를 피지 말아야 한다.

신장비뇨의학

보통 투석이라고 하면 돌을 던진다는 뜻의 투석投石을 떠올린다. 동음이의어 가운데 투석透析이 있다. 통할 투透, 쪼갤 석析 한자를 쓰는 투석은 환자의 혈액에서 노폐물을 걸러내고, 깨끗해진 혈액을 다시 몸속으로 돌려주는 의료 행위를 말한다. 본래 이 역할은 신장(콩팥)이 담당한다. 그런데 여러 이유로 신장이 제 기능을 하지 못하게 되면 투석을 해서 혈액을 깨끗하게 해주어야 한다. 신장비뇨의학은 이렇게 신장에서 발생할 수 있는 질환과 치료를 다루는 과목이다.

신장은 우리 몸의 필터와 같다. 심장에서 뿜어나오는 혈액의 약 20퍼센트가 신장을 거쳐갈 정도로 많은 혈액이 신장을 통과한다. 이 과정에서 신장은 노폐물은 걸러내고, 필요한 성분은 다시 몸으로 되돌려 보낸다. 걸러내는 정도와 비율은 엄청 정교하게 조절된다. 하지만 장기의 기능이 정교할수록 문제가 생기면 더 큰 어려움이 따른다. 신장의 기능이 떨어지면 몸속에 노폐물이 쌓이고, 심하면 생명에 위협이 된다. 신장 기능이 만성적으로 떨어진 환자는 투석을 하거나 신장이식을 받을 수밖에 없다.

신장은 몸의 항상성(몸을 일정한 상태로 유지하는 성질)을 유지하는 데에도 중요한 역할을 한다. 신장이 담당하는 항상성에는 수분량, 전해질, pH, 혈압, 적혈구 수, 노폐물 등 많은 요소가 관련되어 있다.

　이 과목에서는 특히 전해질 항상성을 중요하게 배운다. 운동 후 마시는 이온음료에 전해질이 일정한 농도로 들어 있듯이 몸속 체액에도 전해질이 일정한 농도로 존재해야 한다. 우리 몸은 전해질 농도에 매우 예민해서 정상 범위를 조금만 벗어나도 큰 문제가 생길 수 있다. 혈액의 정상 칼륨 수치는 보통 3.5에서 5.0 사이인데, 3.0 이하나 6.5 이상으로 조금만 범위를 벗어나도 심장마비가 나타날 수 있다. 신장비뇨의학에서는 이런 전해질 불균형이 생겼을 때 어떻게 교정하고 관리할 수 있는지를 배운다. 산염기균형, 혈압의 균형을 유지하는 방법 등 또 다른 항상성에 관한 내용도 공부한다.

　신장비뇨의학은 비뇨기계질환도 함께 다룬다. 대표적인 비뇨기계질환으로 요실금, 전립선질환, 방광암이 있다. 비뇨기과와 관련된 부분을 배울 때에는 본과 1학년 때 배웠던 배설계의 해부학이 매우 중요하다. 생각보다 비뇨기계의 해부학은 복잡하다. 중요한 기관인 만큼 작은 부분에 많은 구조가 밀집되어 있으며, 남성과 여성의 해부학이 달라서 외워야 할 내용이 두 배라고 생각하면 된다. 대표적 질환으로 양성 전립샘비대증이 있다. 이 질환은 전립선이 커지면서 방광에서 요도로 이어지는 통로를 좁게 만들어 소변이 잘 나오지 않는다. 이때 전립선 크기를 줄이는 약을 사용하여 치료한다. 전립선이 작아지면 요도가 넓어져 소변이 훨씬 잘 나온다.

신장비뇨의학은 몸속 노폐물을 걸러내는 신장의 역할부터 전해질과 항상성 유지, 배설계의 구조적 문제까지 우리 몸의 균형을 지키는 다양한 원리를 다룬다. 처음 접하면 복잡하고 방대한 내용에 부담을 느낄 수도 있지만, 이 점이 신장비뇨의학을 매력적인 과목으로 만든다. 단순히 외우는 데서 끝나지 않고, 기초과목에서 배웠던 원리들이 실제 임상에서 어떻게 적용되는지 직접 느낄 수 있다. 그래서 신장비뇨의학은 공부할 때는 힘들지만, 배우고 나면 가장 보람 있는 과목으로 꼽히곤 한다.

임상면역학

앞서 질병 이해의 기초에서 면역학에 관해 간단하게 설명했다. 면역학 가운데 임상면역학이 있다. 임상면역학은 임상에서 볼 수 있는 면역학적 비정상을 다룬다. 면역반응은 우리 몸의 면역계가 체외나 체내에서 비롯된 위험을 제거하거나 격리하는 반응이다. 쉽게 말해 우리 몸에 들어온 위험한 물질을 공격하는 반응이다. 그런데 면역계가 우리 몸을 구성하는 물질이나 유익한 물질까지 공격하면 어떻게 될까? 당연히 위험해지겠지만 면역계는 현명하게도 공격하지 않는데, 이를 면역관용이라고 한다. 면역은 면역반응과 면역관용이 마치 시소처럼 균형을 이루어야 한다. 한쪽이 과다해져 균형이 깨지면 자가면역질환이나 면역결핍질환이 발생할 수 있다. 바로 임상면역학이 관심을 갖는 주제다.

임상면역학은 크게 세 분과로 나뉜다. 첫째는 류마티스내과다. 류마티스에서 류마rheuma는 그리스어로 흐르다라는 뜻이다. 질병의 원인이 체액이라고 믿던 고대 사람들은 갖가지 질병을 이런 믿음에 기반하여 설명하고자 했다. 체액이 원인이 되는 질병을 류머티즘rheumatism이라고 부르게 되었고, 오늘날 류마티스내과에서 다루는 질환을 일컫는 단어가 되었다. 여기서 류머티즘 혹은 류마티스질환이라 불리는 질병은 보통 관절을 포함한 근골격계나 결합조직에 나타나며, 각각 류마티스관절염과 전신홍반루푸스가 대표적이다.

류마티스내과와 면역학은 어떤 연관이 있을까? 결론부터 말하자면 류마티스질환은 일종의 자가면역질환이라서 면역학과 관련이 깊다. 류마티스질환을 앓고 있는 환자의 혈액을 검사해보면, 우리 몸의 구성 물질에 대한 항체가 검출되는 경우가 많다. 항체란 면역계가 세균과 같은 위험에 효율적으로 대처하기 위해 만들어내는 단백질 구조다. 따라서 구성 물질에 대한 항체가 검출되었다는 것은 면역계가 우리 몸을 공격하고 있다는 뜻이다. 류마티스질환의 치료 약물로는 스테로이드(스포츠계에서 쓰이는 근육 합성용 약물인 아나볼릭 스테로이드가 아니다!) 같은 면역억제제가 많이 쓰인다.

둘째는 알레르기내과다. 알레르기라는 단어는 류마티스보다 친숙할 것이다. 알레르기란 일반적으로 위험하지 않은 환경적 요인에 대해 면역계가 과민반응을 일으키는 것이다. 예컨대 꽃가루는 일반적으로 인간에게 치명적이지 않지만, 면역계는 꽃가루에 과민반응을 일으켜 몸에서 없애기 위해 콧물이 나게 하거나 재채기를 하게 만든다. 알레르기질환이 치명적인 경우도 있다. 땅콩 알레르기가 심한 사람이 땅콩을 먹으면 면역계가 과민반응을 일으켜 점막이 부어올라 호흡곤란이 생기기도 한다. 알레르기내과는 다양한 알레르기질환을 다룬다.

마지막으로 이식외과다. 이식외과는 장기이식을 다루는 분과다. 장기이식이란 뇌사자 같은 공여자의 장기를 떼어내어 장기이식을 받는 수혜자에게 옮기는 것이다. 수혜자의 면역계 입장에서 공여자의 장기는 불청객에 불과하다. 그래서 면역계는 이식된 장기를 위험으로 인식해서 공격하고, 결국 힘들게 이식한 장기가 망가져 쓸모없어지는 상황이 생길 수 있다. 의료진은 이런 상황을 예방하기 위해 이식하기 전 공여자와 수혜자의 면역학적 특성을 비교한다. 수혜자의 면역계가 불청객이 아니라 익숙한 것으로 인식할 만한 사람을 찾는 것이다. 이식을 마친 다음 수혜자의 면역계가 이식된 장기를 공격할 수 없도록 면역억제제를 사용하기도 한다. 다시 말해 이식외과는 다양한 면역학적 요소를 고려해야 하는 분과다.

세 분과에서 다루는 질환 말고도 에이즈AIDS로 잘 알려진 후

천성면역결핍증, 선천성면역결핍증 같은 질환을 공부한다. 임상면역학은 다양한 질환과 그 뒤에 숨겨진 복잡한 원인 탓에 비교적 공부하기 어려운 과목이다. 그러나 면역반응과 면역관용의 오묘한 부조화로 발생하는 질환들이라서 겉으로 드러난 증상에 숨겨진 원리를 하나씩 깨우쳐나가는 재미가 있다. 또한 놀랍도록 정교하고 흥미로운 인체의 면역 시스템에 감탄하게 된다.

다만 류마티스내과, 알레르기내과, 이식외과에서 다루는 상황은 모두 복잡한 면역계와 연관이 있기 때문에 완전히 해결하기 쉽지 않으며, 아직 이해하지 못하고 있는 부분도 많다.

혈액학

혈액학은 혈액에 관한 의학 분야다. 혈액이 어떤 물질인지는 대부분 알고 있을 것이다. 몸에 상처가 났을 때나 영화를 비롯한 대중매체에서도 자주 봐왔으니 말이다. 심지어 뱀파이어와 같이 혈액이 핵심 요소가 되는 이야기도 존재한다. 혈액학에서 다루는 질환 역시 상대적으로 친숙하다. 어떤 드라마에서는 주인공이 빈혈로 쓰러지기도 하고, 백혈병에 걸려 죽을 날을 기다리는 주인공이 등장하는 영화도 있다.

혈액학에서 다루는 질환은 크게 세 가지로 구분할 수 있다. 첫

째는 빈혈이다. 빈혈은 적혈구 수가 감소하거나 산소 운반 능력이 떨어져 체내에 적절히 산소를 공급하지 못할 때 발생하는 질환이다. 빈혈이라고 다 같지는 않다. 가장 잘 알려진 빈혈로는 철결핍빈혈이 있고, 비타민 B12의 결핍 등으로 발생하는 거대적아구성빈혈, 용혈성빈혈, 재생불량성빈혈 등이 있다.

그다음은 출혈 및 혈전질환이다. 피가 잘 안 멈추는 출혈성질환과 피가 너무 잘 굳어서 생기는 혈전성질환을 말한다. 혈우병은 피가 잘 안 멈추는 병으로, 피를 멈추게 하는 역할을 하는 응고인자 단백질에 문제가 일어나 발생한다. 따라서 이를 뽑거나 수술을 했을 때처럼 출혈이 생길 수 있는 상황이라면 주의를 기울여야 한다. 반대로 피가 너무 잘 굳는 혈전증이 있다. 혈전증은 다양한 원인으로 발생하며, 혈액이 굳어서 혈관 안에 조그마한 핏덩이인 혈전이 생긴다. 혈전이 어느 혈관에 쌓이느냐에 따라 폐 혈관이 막히는 폐색전증, 주요 정맥이 막히는 심부정맥혈전증 등으로 나눈다.

마지막은 조혈계 종양으로, 림프종, 다발성골수종처럼 혈액에 생기는 암과 관련된 질환이다. 대표적 질환은 백혈병이며, 백혈구가 지나치게 많이 생기는 병이다. 백혈구는 면역에 기여하는 좋은 세포인데, 왜 백혈구가 많은 게 병일까? 너무 많아서 문제일까? 틀린 말은 아니지만, 백혈병의 본질을 꿰뚫는 정답은 아니다. '비정상적인' 백혈구가 많이 생기기 때문이다. 백혈병은 골수의 조혈모

세포로부터 백혈구가 발생하는 과정(조혈 과정)에 문제가 발생하여 정상적인 백혈구가 만들어지지 못하고 불량 백혈구가 만들어진다. 이렇게 만들어진 비정상적인 백혈구는 혈관을 막을 수도 있고, 여러 장기로 침입하여 장기를 망가뜨릴 수도 있다. 비정상 세포가 통제되지 않고 과다하게 증식하여 주변에 침입하고 퍼지는 병을 바로 암이라고 부른다. 결국 백혈병은 혈액암이다.

인간은 백혈병을 정복하기 위해 끊임없이 노력해왔다. 그 노력 가운데 하나가 백혈병의 분류다. 백혈병이라고 해서 모두 같은 백혈병이 아니므로 올바른 분류법이 있어야 적절히 치료할 수 있다. 과거 백혈병은 형태학적 기준에 따라 분류했다. 백혈병 종류에 따라 현미경으로 관찰한 비정상 백혈구의 형태가 달랐기 때문이다. 그런데 형태학적 분류는 형태만으로 진단하다 보니 정확도가 떨어졌다. 지금은 비정상 백혈구의 염색체와 유전자를 분석한 객관적 검사 결과를 형태학적 정보와 종합하여 분류하고 있다. 물론 백혈병의 종류에 따라 기원이나 분화도 같은 정보가 추가로 분류에 반영되기도 한다. 이런 다양한 시도 끝에 오늘날 백혈병의 분류는 방대하고 상세하며, 많은 의대생이 혈액학을 공부할 때 겪는 크나큰 어려움이 되었다.

백혈병의 치료 역시 과거로부터 현재까지 많은 발전을 거듭했다. 백혈병의 치료법에는 항암치료, 방사선치료, 골수이식 등이 있다. 백혈병의 치료법도 각각의 경우마다 어떤 치료를 해야 하는지 세분화되어 있다. 면역세포 가운데 면역반응에서 중요한 역할을 하는 림프구에 해당하는 B세포와 T세포가 있다. B세포는 항체를 만들어 병원체의 힘을 빼앗고, T세포는 감염된 세포를 직접 파괴하거나 면역반응을 조절하는 등 더 다양한 역할을 한다. 리툭시맙이라는 약물은 B세포 관련 비호지킨림프종에는 사용할 수 있으나, T세포 관련 비호지킨림프종에는 사용할 수 없다. 리툭시맙이 표적으로 삼는 수용체는 B세포 관련 비호지킨림프종에만 발현되기 때문이다.

백혈병은 아직 인류가 정복하지 못한 병이기에 계속해서 새로운 연구 결과가 빠르게 등장하는 질환이다. 의대생에게는 분류와 치료법에 관해 암기할 내용이 늘어나는 무서움을 선사하기도 한다.

내분비학

'피 한 방울과 펜 한 자루로 진단하는 과'

내분비학 강의 첫날, 교수님이 과목을 소개하며 학생들에게 해준 말이다. 내분비학은 이 말처럼 간단한 검사(피 한 방울)와 논리적인 추론(펜 한 자루)을 바탕으로 한 분야다.

누구나 한 번은 들어봤을 당뇨병은 내분비학에서 다루는 가장 대표적인 병이고, 이 밖에 골다공증, 갑상샘기능항진증, 쿠싱증후군 등이 있다. 모두 호르몬과 관련된 질환이라는 공통점이 있다.

내분비학은 호르몬과 호르몬을 분비하는 기관을 다루는 분과다. 호르몬이 정확히 무엇인지는 몰라도 체내에서 아주 중요한 역할을 한다는 사실은 알 것이다. 꼭 필요한 물질이지만, 너무 많거나 적으면 좋지 않다. 이것이 내분비학의 핵심이다. 호르몬은 우리 몸속 혈액에 아주 적은 양이 존재한다. 호르몬의 양은 매우 엄격하게 조절되며, 그 양이 특정 범위를 벗어날 때 질병으로 나타난다. 호르몬의 농도를 나타내는 단위는 ng/dL(나노그램/데시리터)인데, 나노그램은 10억분의 1그램이고, 데시리터는 0.1리터다. 수영장 물에 겨우 소금 한 티스푼이 녹아 있는 정도의 농도다.

이렇게 적은 양의 다양한 호르몬은 각자 작용하며, 우리가 누구인지를 결정한다. 과장이 아니다. 호르몬을 별명처럼 사랑 호르몬, 노화 호르몬, 스트레스 호르몬으로 부르듯이, 호르몬은 배고픔, 수면, 사랑, 노화, 스트레스, 성별 특징 등 한 사람의 정체성을 정의하는 필수 요소다. 그래서 호르몬을 다루는 내분비학은 중요한 분과다. 또한 내분비학의 여러 질환은 다른 과의 질환과도 밀접하게 연관되어 있어 의사로서 임상을 할 때 반드시 잘 알아야 한다.

호르몬은 호르몬을 만드는 기관인 내분비샘에서 합성된다. 내분비샘에는 성장호르몬, 갑상샘자극호르몬, 생식샘자극호르몬 등을 만드는 뇌하수체, 인슐린을 만드는 이자, 코르티솔을 만드는 부신피질 등이 있다. 각 내분비샘은 특정 호르몬을 만들어 혈액으로 분비한다. 분비된 호르몬은 혈액을 타고 온몸을 순환하며, 해당 호르몬과 결합할 수 있는 특정 수용체를 가진 타깃 세포와 결합한다. 한 예로 인슐린은 이자에서 만들어져 혈액으로 분비된 다음 온몸을 순환한다. 온몸을 순환한다고 해서 신체 전체에 영향을 주는 건 아니다.

인슐린은 특이적으로 인식할 수 있는 곳에만 작용하는데, 인슐린을 특이적으로 인식하는 역할을 하는 물질을 수용체라고 부른다. 각 수용체는 해당 수용체와 특이적으로 결합하는 호르몬이 존재하기에 호르몬이 온몸을 떠돌다가 특정 기관 속 특정 세포의 특정 수용체와 결합할 수 있는 것이다. 호르몬은 수용체와 결합한 뒤 복잡한 신호전달 과정을 거쳐 해당 세포의 활성도, 대사 등을 조절하며 역할을 다한다. 다시 말해 혈액에서 온몸을 무작위로 돌아다니는 호르몬이 신체 특정 부위에 독립적인 역할을 수행할 수 있는 건, 그 호르몬에 꼭 맞는 수용체에만 결합하고 반응을 이어가기 때문이다.

이때 호르몬의 양이 정상치보다 많다면 과도한 반응이 일어나고, 적다면 충분치 않은 반응이 일어난다. 이를 위해 우리 몸에는 호르몬을 엄격한 범위의 농도에서 유지해주는 철저한 조절 시스템이 존재한다. 가장 대표적이고 흔한 조절 방법은 음성피드백 negative feedback이다.

갑상샘호르몬T은 갑상샘에서 분비된다. 갑상샘에서 T를 분비하려면 뇌하수체에서 분비되는 갑상샘자극호르몬TSH이 갑상샘을 자극해야 한다. 즉 갑상샘에 있는 TSH에 대한 수용체가 TSH의 농도가 높다고 인지하면 갑상샘에서 T의 분비를 증가시킨다. 그러다 갑상샘에서 T를 너무 열심히 분비해서 T의 농도가 높아진다면 어떻게 될까? 뇌하수체에는 T를 인지하는 특정 수용체가 있어 T의 농도가 지나치게 높다는 것을 인지하면 TSH의 분비를 감소시킨다. 이렇게 해서 감소된 TSH를 다시 갑상샘이 인지해 T의 분비를 줄임으로써 T의 농도를 조절한다. 결과와 원인을 네거티브하게 피드백하는 이 시스템을 음성피드백이라고 부른다.

물론 이보다 더 복잡한 조절 시스템이 있지만, 기본 개념은 같다. 특정 호르몬을 제외하고 대부분의 호르몬이 음성피드백을 통해 농도를 조절한다. 피드백 시스템이 망가져 호르몬의 농도가 정상 범위를 벗어나면 몸은 병적 상태가 될 것이다. 또한 호르몬의 양이 정상이라도 수용체가 망가져서 호르몬과 결합하지 못하는 상태거나, 이상하게 망가져서 호르몬이 계속 붙어 있는 상태로 인식해도 몸에서 비정상적 반응이 나타날 것이다. 하나의 호르몬 농도가 높은지, 낮은지에 따라 여러 질병이 생길 수 있다. 비슷한 증상을 보이는 질병도 그 원인은 수용체가 고장 나거나 내분비샘의 분비세포가 고장 나서 등 여러 가지다.

원인에 따라 치료 방법이 달라지므로 무엇보다 정확한 진단이 중요하다. 진단을 할 때는 특정 호르몬 분비에 관여하는 다양한 호르몬의 수치를 모두 확인한다. 따라서 내분비학은 피 한 방울로 다양한 호르몬과 기타 물질의 농도를 확인하고, 결과를 바탕으로 어느 부위가 범인인지 추론하여 밝혀내는 아주 논리적인 학문이다.

대표적 내분비계질환인 당뇨병은 혈당을 감소시키는 인슐린의 분비 혹은 작용에 문제가 생긴 병이다. 식사를 하면 섭취한 음식이 체내로 흡수되면서 혈당이 올라가는데, 적정 농도로 조절하기 위해서는 인슐린이 이자에서 잘 분비되어야 한다. 만약 어떤 이유로 이자 세포가 고장 나서 인슐린의 분비가 부족해진다면 문제가 생긴다. 인슐린은 잘 분비되는데 인슐린과 결합하는 수용체가 고장 나도 혈당을 조절하기 어렵다. 발생 원인에 따라 인슐린이 거의 또는 전혀 분비되지 않는 1형 당뇨와 인슐린 저항성과 인슐린 분비가 상대적으로 부족하여 발생하는 2형 당뇨로 나뉘며, 서로 치료법이 다르다.

내분비학에서는 각 호르몬과 내분비샘의 역할, 그리고 조절 시스템을 배운 후 그 과정에 이상이 생겼을 때 생길 수 있는 질병을 하나씩 배워간다. 시험은 이 과정을 제대로 알고 있는지 알아보는 형태로 출제된다. 주로 환자의 임상 증상과 혈액검사 결과를 바탕으로 환자의 병을 진단해 치료법을 서술한다. 정보가 부족하다면 어떤 호르몬 수치를 추가적으로 검사해야 하는지 서술하는 문제도 있다. 실제 임상에서도 동일한 과정을 거쳐 진단과 치료가 이루어진다. 내분비학은 워낙 다양한 질병을 다루는 과목이라서 어렵기는 해도 혈액검사 결과를 바탕으로 논리적으로 추론을 해나가다 보면 탐정이 된 듯한 기분이 드는 매력적인 분과다.

생식의학과 여성질환

생식의학과 여성질환은 우리가 산부인과라고 알고 있는 분야를 배우는 과목이다. 본과 2학년 3분기의 마지막 과목이자 학습량이 많아서 힘든 과목 가운데 하나다. 산부인과는 산과와 부인과를 함께 일컫는 말이다. 실제 병원에서도 산과와 부인과 진료가 나누어져 있고, 다루는 내용이 조금 다르다. 산과는 임신 전부터 시작해 출산과 산후까지 임산부와 태아, 신생아의 건강을 다룬다. 반면 부인과는 월경이상, 불임, 자궁근종, 자궁암, 난소암 같은 여성 생식기관의 질환을 다룬다.

임신과 출산은 하나의 생명체가 탄생하는 아주 중요한 과정이다. 따라서 산과에서 가장 중요하게 배우는 내용이 산모, 태아, 신생아의 상태를 평가하는 것이다. 몸에 이상이 나타나야 진단검사를 실시하는 과와 다르게 산과에서는 주기적으로 산모, 태아, 신생아를 모니터링하여 상태를 평가하고 이상이 있는지 확인한다.

어떤 사람이 임신을 계획하고 있다면 의사는 임신 전부터 그 사람의 여러 요소를 미리 평가하고 고려해야 한다. 이 과정을 임신 전 상담이라고 한다. 특히 요즘에는 산모의 고령화, 대사질환 등 고위험 임신이 증가하고 있어 임신 전 상담 과정이 더욱 중요해지고 있다. 임신 전 상담에서는 당뇨, 뇌전증 같은 만성질환, 유전질환, 백신 접종 여부 등을 평가한다.

임신한 다음에는 초기부터 출산 전까지 산전 관리를 해야 한다. 이때 의사가 가장 먼저 확인하는 사항이 과거 임신·출산 경험을 뜻하는 산과력이다. 산과력을 간단히 나타내는 방법 가운데 TPAL이 있다. T[Term delivery]는 37주 이상의 만삭 출산 횟수를, P[Preterm delivery]는 20주 이상 37주 미만의 조산 횟수를, A[Abortion]는 20주 미만의 유산 횟수를, L[Live birth]는 현재 살아있는 자녀의 수를 의미한다. 유산을 한 번 경험한 산모가 2년 전 쌍둥이를 38주에 분만하여 잘 기르고 있는 경우 TPAL은 1-0-1-2이다.

임신 중에는 임신부와 태아의 상태를 주기적으로 확인해야 한다. 태아는 임신부의 배 속에 있어 직접 볼 수 없기 때문에 초음파나 심장박동 등을 이용해 간접적으로 상태를 본다. 태아가 잘 크지 않거나, 양수가 적거나, 임신부에게 고혈압이나 당뇨 같은 문제가 생기면 고위험 임신으로 분류해 더 자주 검사한다. 모든 검사가 완벽하지는 않다. 검사 결과는 정상인데 실제 문제가 있거나 검사에서 이상 소견이 나왔지만 괜찮을 수도 있다. 그래서 여러 검사 결과를 종합해 판단한다.

　이런 검사들로 진단할 수 있는 산과적 질환에는 어떤 것이 있을까? 대표적으로 태아 성장 지연이 있다. 임신 주수에 비해 태아의 몸무게나 양수량이 적은 경우 성장 지연을 의심해볼 수 있다. 가장 중요하게 보는 사항은 언제 아기를 낳을지다. 성장 지연이 의심된다고 항상 아이를 빨리 낳는 것은 아니다. 임신 34주 미만이고 다른 검사 결과가 정상이라면, 가능하면 38주까지 분만을 늦추는 것이 좋다. 반면 임신 42주 이상의 경우에는 유도분만을 시행하기도 한다. 이렇듯 주기적으로 태아와 산모의 상태를 평가하여 가장 적절한 분만 방식을 선택하고 안전한 출산을 하도록 돕는 것이 산과의 역할이다.

　부인과에서는 자궁근종, 자궁내막증, 자궁암, 유방암 등 여성에게서 발생할 수 있는 각종 질환을 배운다. 부인과질환은 진단하고 치료하는 기준이 다른 과와 다르다. 부인과질환에서는 항상 임신 가능성과 생식력 보존을 고려해야 하기 때문이다. 대장에서 용종이 발견되면 대부분 제거하지만, 자궁에서 혹이 발견됐을 때는 이야기가 달라진다. 폐경 이후라면 제거를 고려하지만, 아직 임신 계획이 있다면 경과를 지켜보기도 한다. 당연히 혹이 너무 크거나 모양이 이상하거나 암이 의심되면 수술을 한다. 하지만 혹처럼 보이는 것이 실제로는 임신 초기 자궁일 수도 있고, 방광이 부풀어 있는 것일 수도 있으니 정확한 감별진단을 해야 한다. 자궁내막암,

자궁경부암, 난소암, 유방암 등 부인암은 병기(질병 경과 시기) 판단 기준이 꽤 복잡하다. 부인암도 어떤 경우에 수술을 하고, 어떤 경우에 경과 관찰을 해야 하는지, 아직 임신 가능성이 있는 젊은 사람이라면 생식력을 보존할 수 있는 치료는 무엇인지 등을 꼼꼼하게 따져야 한다.

산과와 부인과는 떼려야 뗄 수 없는 사이이다. 부인과질환이 임신과 출산 과정에 영향을 주고, 부인과질환을 진단하고 치료하는 데 산과력과 임신 계획 등이 중요한 고려 사항이기 때문이다. 무엇보다 두 분과 모두 생식 과정을 다루기에 더욱 조심스럽고 신중하게 대해야 한다.

임상신경과학

임상신경과학은 우리 몸의 신경계를 총괄해서 배우는 과목이다. 본과 1학년 때 배운 기초과목 가운데 기초신경과학과 이어진다. 1학년 때에는 신경계의 정상 구조에 초점을 맞추어 배웠다면, 임상신경과학에서는 신경계질환에 관한 이해와 진단, 치료 전략을 위주로 배운다. 다시 말해 해부학적, 생리학적 내용을 토대로 신경계질환을 어떻게 임상적으로 접근하고 이미지를 분석하는지, 병리학적 이해와 검사 기법 등을 활용하여 어떻게 실제 환자의 진단과 치료 계획을 수립하는지 배운다. 이를 통해 신경계질환의 기전과 임상 양상부터 진단 도구 활용법, 치료적 접근, 재활에 이르기까지 전반적인 임상 역량을 쌓게 된다. 참고로 임상 양상은 질병이 실제 환자에게 어떻게 나타나는지를 말한다. 증상(환자가 느끼는 것), 징후(의사가 관찰하거나 측정하는 것), 병의 진행 양상 등이 있다.

임상신경과학에서 처음 배우는 것은 신경계질환 진단의 기초와 도구다. 영상학을 가장 먼저 배우는데, MRI, CT, PET 등 신경계질환을 진단하는 데 필수적인 영상검사를 다룬다. 신경계의 정상 구조와 비정상 구조를 배우고, 질환에 따라 어떤 검사를, 언제, 어떻게 해야 하는지 자세하게 알아본다. 이 과목에서 넘어야 할 첫 번째 큰 산이다. 해당 내용을 배울 때 MRI와 CT 사진을 가지고 어디가 어떻게 다른지 찾아내기 위해 눈이 빠지도록 살펴보는 경험을 한다. 영상을 명확히 분석하기 위해서는 기본적으로 신경과 기관들의 3차원 구조를 훤히 꿰고 있어야 한다. 지금 보고 있는 사진이 어느 부분의 단면인지, 그 부분에서 어느 곳이 이상한지 알아내려면 상당한 훈련을 거쳐야 한다.

영상학을 배운 다음에는 곧바로 병리학으로 들어간다. 병리학을 배우며 신경계 조직의 변화를 현미경 수준에서 이해하고, 질환의 원인과 진행 과정을 파악할 수 있게 된다. 그 후에는 실제 환자를 진료하는 과정에서 가장 기본이자 중요한 단계인 신경학적 검사를 배운다. 환자의 신경학적 상태를 파악하기 위한 일종의 임상적 지도를 그리는 과정으로, 다양한 검사 기법을 통해 뇌와 척수, 말초신경, 근육 등 신경계 곳곳의 기능 이상을 찾아낸다. 사람들이 흔히 알고 있는 무릎 아래 부분을 망치로 쳐서 무릎을 펴는 반응을 보는 것도 신경학적 검사의 일부다. 소뇌가 제대로 기능하는지 보기 위해 손가락으로 본인의 코와 검사자(의사)의 손가락을 번갈아가며 찍게 하는 핑거 투 노즈finger to nose 검사도 있다. 학생들은 기본적인 의식 수준 평가와 뇌신경검사부터 시작해, 근력 및 근긴장도검사, 반사신경검사, 감각검사를 배워가며 병소(병이 난 자리)가 어느 부위인지 추론한다.

이 같은 진단의 기초를 다진 다음에는 질환 하나하나를 배우기 시작한다. 그 가운데 임상 현장에서 발병 빈도가 높고, 시급한 판단을 요구하는 분야는 뇌혈관질환이다. 허혈성뇌졸중이나 출혈성뇌졸중은 응급 상황에서 신속하게 진단하고 치료를 해야 한다. 이 단계에서 학생들은 혈관을 통한 중재적 시술 같은 실제 의학적 개입 방법까지 살펴본다. 어떤 경우에 혈전용해제를 사용하고, 언제 수술적 처치나 혈관 내 시술을 고려해야 하는지, 뇌졸중 환자의 재활과 추후 관리 방법은 무엇인지 등을 종합적으로 배운다. 어떤 상황일 때 몇 시간 내에 어떤 약을 어떻게 처방해주어야 하는지에 관한 내용은 수많은 연구를 거쳐 자세히 정한 가이드라인이 있다. 이 가이드라인을 이해하고 꼼꼼히 외우는 것이 핵심이다.

이후에는 뇌전증(간질), 이상운동질환, 감염성질환, 염증성질환 같은 다양한 신경계 문제를 살펴본다. 예를 들어 뇌전증 환자의 발작 유형을 분류하고, 뇌파검사를 통해 진단하며, 약물 치료나 수술적 치료 옵션 등을 배운다. 그리고 파킨슨병, 근긴장이상증, 무도병 같은 이상운동질환을 익히고, 복잡한 운동 회로의 작동 원리와 이상 패턴을 이해해간다. 감염성뇌질환이나 염증성질환 부분에서는 신경계의 면역학적 작용과 병원체 침입에 따른 신경계 손상을 공부한다.

신경과 관련된 또 다른 주요 질환은 퇴행성질환과 종양성질환이다. 알츠하이머병과 파킨슨병, ALS^{Amyotrophic Lateral Sclerosis}(근위축성 측색경화증, 루게릭병)와 같은 퇴행성질환에서 시간이 지날수록 나빠지는 병태생리를 이해하고, 장기적 관리 전략을 세우는 법을 익힌다. 뇌종양은 영상 분석과 병리 결과, 수술 여부, 방사선치료나 항암치료 같은 치료 전략을 조합하는 다학제 접근을 배운다. 다학제 접근이란 여러 분야의 전문의들이 한자리에 모여 환자를 진료하고, 의견을 모아 가장 적절한 진단과 치료 계획을 결정하는 과정이다.

마지막으로 소아신경학과 재활 분야로 넘어가면, 소아 환자의 신경질환은 또 다른 세상이라는 사실을 깨닫는다. 소아 환자의 발달성질환, 유전성질환, 소아기 뇌전증 등은 성인질환에 접근할 때와 전혀 다른 관점이 필요하다. 소아과 선생님이 항상 하는 '소아는 작은 성인이 아니다'라는 말의 의미를 다시 생각해보게 된다.

임상신경과학은 신경계라는 복잡하고도 섬세한 시스템을 다루는 폭넓은 학문이다. 학생들이 영상학과 병리학, 응급 상황 대처, 만성질환 관리, 그리고 소아부터 고령자에 이르는 다양한 환자군을 이해하는 능력을 기르도록 돕는다. 또한 나중에 다른 질병을 이해하기 위해 꼭 필요한 신경학 관련 지식을 배운다. 임상신경과학은 임상과목 가운데에서도 많은 공부량과 방대한 양으로 악명이 높다. 그러나 기본 공부를 마치면 환자를 보는 시선과 질병을 대하는 관점, 의학에 대한 이해의 폭이 한층 확장되는 경험을 할 수 있다.

정신건강의학

정신과라고 부르는 분과의 공식 명칭은 정신건강의학과다. 정신과는 내과, 외과, 소아과, 산부인과와 더불어 현대 의학에서 주요 분과 가운데 하나다. 역사는 비교적 짧은 편이며, 18세기 후반부터 의학의 한 분야이자 연구 대상이 되었다. 정신과는 한 역사적 인물과 사건 덕분에 독립적인 의학 분과로 성장했다. 이 인물과 사건에 관해 알면 정신과를 이해하는 데 도움이 된다.

18세기 이전 정신질환자는 빈민, 노숙인, 범죄자와 함께 비인간적인 대우를 받았으며, 주로 감옥이나 병원asylum에 격리되었다.

이들은 격리 장소에서 벗어나지 못하도록 쇠사슬에 묶이기도 했다. 당시 정신질환은 신체적 원인보다 초자연적인 요인이나 그 사람의 도덕적 결함 때문에 생긴다고 본 탓에 치료를 해주기보다 억압과 격리의 대상으로 여겼다. 1793년 파리의 비셰트르 병원에 부임한 의사 필리페 피넬이 그들을 꼼꼼히 관찰하고, 증상과 행동을 면밀하게 기록하기 시작했다. 나아가 정신질환자들과 직접 면담하고 상태를 평가한 뒤, 체계적으로 판단하여 문제가 없으면 쇠사슬을 풀어주었다. 이 사건은 정신의학의 제1차 혁명으로까지 일컬어진다. 피넬 이후 정신질환자를 격리하는 대신 인간으로 존중하면 이들의 상태를 호전시킬 수 있다는 원칙이 등장했다. 이때 사이키어트리psychiatry(정신과)가 생기면서 도덕치료라는 개념이 탄생했다. 이후 다양한 사건과 연구를 바탕으로 지금의 정신과가 만들어졌으며, 오늘날에도 정신질환에 관해 활발한 연구가 이루어지고 있다.

전통적으로 정신과를 연구하는 사람은 두 부류로 나뉘어 논쟁해왔다. '정신은 고유한 것이다'라고 주장하며 정신적 의지나 생각이 신체적 반응을 일으킨다는 입장의 멘탈리스트mentalist와 '정신은 뇌일 뿐이다'라며 신체적인 상태가 정신 상태를 결정짓는다고 생각하는 소마티스트somatist가 있다. 아직도 어느 쪽 주장이 더 설득력 있는지는 정리되지 않았다. 현재는 두 주장에 관해 통합적으로 접근하는 생물-심리-사회적 모델이 떠오르고 있다. 리튬,

클로르프로마진 같은 약을 처치하는 생물학적 접근과 인지행동치료, 스트레스 관리 등의 심리적 접근법, 환자의 회복과 사회 적응을 돕는 사회적 지지 강화, 관련 기관이나 사람 등 사회적 자원을 연결해주는 사회적 방법을 통합적으로 이용한다.

우리가 흔히 들어본 정신과질환으로는 우울증, 공황장애, 대인기피증, 조울증, 불안장애, 조현병 등이 있다. 여기서는 진단 기준이나 치료법보다 정신과에서 말하는 질병이란 무엇이며, 어떤 방식으로 진단하는지를 중심으로 살펴보겠다.

정신과는 질환을 진단하고 치료하는 과정에서 다른 신체의학과 차이가 있다. 구체적으로 어떤 차이가 있는지 알려면 먼저 증후군, 장애, 질병의 차이를 알아야 한다. 증후군syndrome은 syn-(함께)+-drome(달리다)을 합친 말로, 우연히 발생할 확률보다 높은 확률로 동시에 또는 연이어 나타나는 증상의 세트를 말한다. 증상의 원인을 명확히 모르거나 원인이 다양할 때 증후군이라고 부른다. 한 예로 과거 에이즈가 바이러스에 의한 감염인지 몰랐을 때 의학자는 후천성면역결핍증후군이라는 이름을 붙였다.

장애disorder는 특정 증후군과 경과를 포함하는 개념으로, 해당 증후군의 증상, 징후의 묶음이 신체 기능을 떨어뜨리는 것이다. 병인(병의 원인)은 명확하게 모르는 상태여야 한다. 질병disease은 장애보다 범위가 더 좁은 단계로, 우선 증후군의 개념을 만족한다. 또한 특정 경과를 보이는 동시에 병인과 병태생리까지 알았을 때 진단한다. 예를 들어 치매 환자를 볼 때 먼저 주요 신경인지장애라고 진단한 뒤, 만약 그 원인이 알츠하이머일 가능성이 높으면 알츠하이머병이라고 진단한다.

정신과에서 진단하는 대부분의 질환은 증후군과 장애 수준이다. 즉 명확한 병인을 모른다. 더욱이 의사는 진단을 내리는 데 필요한 정보를 혈액검사, 영상검사 등이 아니라 환자의 자가 보고와 직접적 관찰에 의존한다. 따라서 신체의학에서는 주로 원인에 따라 질병을 분류하지만, 정신의학에서는 증상에 따라 분류한다. 병의 원인을 확실히 정의하기가 어렵기 때문이다. 환자가 보이는 증상도 상처, 신체장애 등이 아니라 생활에서의 어려움, 정신장애 등이라서 진단하기 어렵고, 의사의 임상적 기술에 많이 의존하는 편이다.

이로 인해 정신과는 진단을 분류할 때 크게 기술적 접근이나 범주적 접근을 택한다. 가까운 친구의 죽음처럼 같은 원인을 가지고 있어도 개인마다 유전적, 신경화학적, 정신역동적, 신경발달적, 환경적 요인에 따라 나타나는 증상이 다르다. 이에 따라 환자마다 진단받는 질환의 종류도 달라진다. 주요우울삽화는 지속되는 우울감, 흥미와 즐거움 저하, 극심한 체중 변화와 식욕 변화, 불면이나 과다 수면, 정신운동성 초조나 지연, 피로나 활력 상실, 무가치감과 죄책감, 사고력과 집중력 감소 가운데 다섯 개 이상이 2주 이상 지속될 때 진단할 수 있다. 이렇게 기술적인 진단 기준을 마련하는 것을 기술적 접근이라고 부른다.

범주적 전략은 질병을 범주적으로 정의하는 것이다. 요즘 유행하는 성격검사인 MBTI가 기본적으로 범주적 접근을 취한다. 개인의 성격을 크게 E와 I, N과 S, T와 F, P와 J로 분류한 다음, 다시 각 개인의 성격을 ENTP, ISTJ와 같이 분류한다. 반대로 차원적 접근이 있는데, MBTI에는 차원적 접근도 있다. 어떤 사람의 E 성향과 I 성향을 60:40인지 30:70인지 등과 같이 점수로 나타내는 것처럼 스펙트럼의 형태로 접근하는 방식을 차원적 접근이라고 부른다. 범주적 접근보다 직관적으로 이해하기 어렵다. 그럼에도 해석법을 익혀서 각 수치가 무엇을 의미하는지 알고 나면, 비교적 정확하게 더 많은 정보를 바탕으로 대상을 이해할 수 있다.

임상에서는 범주적 접근과 차원적 접근을 모두 사용한다. 다만 기본적으로 정신건강의학과의 국제적 진단 기준인 DSM^{Diagnostic and Statistical Manual of Mental Disorders}은 범주적이다. 가장 최신 버전인 DSM-5에서는 조금씩 차원적 접근을 시도하고 있지만, 임상에서는 아직 잘 사용하지 않고 있다.

정신과는 다른 분과에서의 진단, 접근 방식이나 내용과 많이 달라서 낯설 것이다. 그러나 정신과에서 배우는 내용은 바쁘고 복잡한 삶을 사는 현대인과 더욱더 가까워지고 있다. 앞으로 그 중요성이 계속 커질 것이다.

응급의학

    피를 잔뜩 흘리며 실려 들어오는 환자, 베드 위에 올라가 필사적으로 심폐소생술을 하는 의사. 응급의학과를 생각할 때 가장 먼저 떠오르는 장면이다. 대다수 의학 드라마가 응급실을 배경으로 하는 이유도 이러한 긴박한 분위기가 주는 긴장감 때문일 것이다. 그러나 응급상황에서 대처하는 것을 넘어 응급의학과에서 구체적으로 무엇을 배우는지 알고 있는 사람은 드물다.

    응급의학 과목에서는 응급환자의 특성과 치료를 배운다. 응급의학은 즉각적인 의학적 주의가 필요한 급성질환이나 인체 손상 치료를 연구하는 의학의 한 분야로서, 응급 상황에서 1차적인 진료를 하기 위해 탄생했다. 응급의학과는 질병의 원인을 파악하여 해결하는 것보다 당장 급한 불을 끄는 대증요법에 초점을 둔다. 따라서 환자를 파악할 때도 증상을 위주로 파악하는데, 응급실에서 만나는 대표적 응급 상황에는 급성호흡곤란증후군과 패혈증이 있다. 그렇다면 이런 응급환자가 왔을 때 어떻게 처치할까? 응급환자에게 가장 중요한 것은 ABC다. A는 Airway(기도), B는 Breathing(호흡), C는 Circulation(순환)을 뜻한다. 다시 말해 응급환자 처치의 기본은 기도를 확보하고, 호흡을 유지시키고, 혈액 순환을 관리하는 것이다.

    응급환자가 발생하면 먼저 기도의 상태부터 살펴보고, 기도 삽관이 필요한지 결정해야 한다. 혀가 기도를 막거나 누워 있는 상태에서 구토를 할 경우, 기도가 유지되지 않는 경우에 기도 삽관을 실시한다. 의식이 있는 상태에서 기도 삽관을 하면 환자가 공포를 느끼므로 진정제와 근이완제도 함께 투여한다. 그런데 환자의 기도 상태를 제대로 파악하지 않고 약물을 먼저 투여했다가 기도가 부어 있어 기도 삽관을 하지 못할 수도 있다. 환자는 이미 약물로 인해 자발호흡이 안 되는 상태이므로 더 위험하다. 따라서 안면에 외상이 있는지, 환자의 입이 잘 벌어지는지, 혀의 크기는 어느 정도인지, 목의 움직임에 제한이 있는지 등을 확인하여 기도 삽관이 가능한지 평가하는 과정을 반드시 먼저 거쳐야 한다. 만약 기도 삽관이 어렵거나 시도하다가 실패하면 연골 사이 틈을 칼로 절제하여 튜브를 삽입하는 방법을 시도해볼 수 있다.

기도를 확보한 후에는 호흡이 잘 이루어지는지, 즉 산소가 잘 들어가고 이산화탄소가 잘 나가고 있는지 확인한다. 체내에 산소가 부족하면 뇌가 가장 먼저 손상되고, 손상되면 회복할 수 없다. 체내 산소량을 정확히 파악하여 산소를 적절히 공급해주는 것이 무엇보다 중요하다. 체내 산소량을 파악하는 가장 정확한 방법은 동맥혈가스분석ABGA이다. 그러나 이 방법은 동맥에서 직접 혈액을 채취해야 하므로 환자가 엄청 아파한다. 임상에서는 맥박산소측정기를 많이 사용한다. 응급실에서 환자들의 손가락에 집게 형태로 고정해놓는 장치다. 이 장치로 맥박과 산소포화도를 측정한 후, 산소가 부족하다고 판단되면 산소포화도 수치와 환자의 상태에 따라 비강 캐뉼러(양쪽 코에 튜브를 꽂아 산소를 공급하는 장치), 산소마스크 등을 이용해 필요한 만큼 산소를 공급한다.

마지막으로 응급환자의 순환을 잘 관리해야 한다. 순환이 잘 이루어지지 않는다는 것은 각 조직으로 전달되는 혈류가 감소하여 조직과 장기에 산소가 제대로 전달되지 않는다는 뜻이다. 결국 조직과 장기의 손상으로 이어지며, 이런 상태를 쇼크라고 한다. 쇼크에는 여러 원인이 있다. 출혈, 탈수로 인해 체액량이 감소하여 저혈량성쇼크가 올 수도 있고, 심근경색 등으로 심장에 문제가 생겨 심인성쇼크가 발생할 수도 있다. 쇼크 초기에는 우리 몸에서 부족한 혈액량을 보상하기 위해 심박수를 증가시키는 등 어느 정도 보상 작용이 이루어진다. 그러나 적절한 치료가 이루어지지 않으면 다발성 장기부전에 빠질 수 있으므로 조기에 진단하여 빠르게 처치해야 한다. 쇼크 환자를 치료하는 기본 원칙은 수액 투여이며, 수액 치료만으로 혈압을 유지할 수 없는 급성 대량 출혈 환자는 수혈을 하기도 한다.

ABC 과정은 모든 사람이 기본적으로 배우는 심폐소생술에도 포함되어 있다. 심폐소생술은 머리를 기울이고 턱을 들어올려 기도를 확보하고, 인공호흡을 통해 산소를 공급하고, 가슴을 압박해 순환이 이루어질 수 있도록 하는 과정이다. 응급실의 특성상 생명이 위독한 환자가 내원하는 경우가 많아서 응급의학과 의사는 심폐소생술을 가장 많이 하는 의사이기도 하다. 다만 우리가 아는 심폐소생술은 대부분 병원 밖에서 이루어지는 기본소생술을 의미하고, 병원에서는 의료인이 전문소생술을 한다. 전문소생술에서는 이산화탄소 분압측정기를 통해 가슴 압박이 잘 되고 있는지, 혈액이 폐로 잘 가고 있는지 모니터링할 수 있다. 즉 심전도를 통해 심장 리듬을 확인할 수 있다. 이런 결과를 바탕으로 적절한 약물도 투여한다.

소생술을 통해 환자가 자발적으로 호흡을 회복한다고 해도 48시간 동안은 환자 상태가 계속 악화된다. 심정지 상태일 때 이미 어느 정도 조직이 손상되기 때문이다. 따라서 소생 후 관리도 응급의학에서 중요한 부분이다. 환자의 호흡수, 혈압, 산소량, 이산화탄소량, 혈당 등을 꾸준히 모니터링하여 적절한 수치가 유지될 수 있도록 한다. 이후 환자의 상태를 파악하여 원인을 치료해줄 수 있는 다른 과로 전과시키는 일까지가 응급의학과의 역할이다.

환자의 질병 자체를 완전히 치료하지 못한다는 점에서 상대적인 깊이가 얕다고 느껴질 수 있다. 그렇지만 예상치 못한 응급 상황에 신속하게 대처하기 위해 어떤 의사들보다 폭넓은 지식을 갖춰야 하는 분과다. 무엇보다 생사의 갈림길에 가장 가까이 있는 분과이기에 그 중요성이 더욱 마음 깊이 와닿는다.

근골격의학

근골격의학 과목은 주로 정형외과에서 다루는 내용을 배우며, 재활의학과, 성형외과, 내과의 내용도 일부 공부한다. 정형외과는 일상에서 자주 접할 수 있는 분과 가운데 하나다. 특히 고령화사회가 되어갈수록 중요성이 더욱 커지고 있다. 정형외과는 척추, 사지를 비롯한 우리 몸의 형태와 기능을 연구하고, 질병과 외상 치료를 통해 장해를 최소화한다. 또한 신체의 기능을 보전하고, 회복시키고, 발전시키는 분과다. 정형외과에서 중점적으로 보는 신체 부위는 크게 상지, 하지, 척추 세 곳이다.

상지는 팔이다. 팔의 기능 가운데 손은 90퍼센트를 차지할 만큼 중요한 기관이다. 손을 섬세하게, 되도록 적은 에너지로 움직이기 위해서는 손목 관절과 손가락 마디마디가 잘 움직여야 한다. 손에 발생하는 대표적인 질환은 건초염이다. 근육과 뼈를 연결해주는 부위를 건(힘줄)이라 하고, 이를 둘러싼 막을 건초라고 한다. 우리가 움직이기 위해 근육을 사용할 때마다 건은 건초 안에서 미끄러지듯이 움직인다. 반복적인 운동이나 감염에 의해 건 주위에 염증, 즉 건초염이 생기면 건이 건초 내부에서 매끄럽게 움직이지 못한다. 건초염은 힘줄이 있는 모든 부위에서 발생하지만, 특히 손이나 손목처럼 자주 사용하는 부위에 많이 발생한다. 손가락에 건초염이 생기면 손가락을 펼 때 힘줄이 방아쇠처럼 딸깍 걸렸다가 마치 딱밤을 때리듯이 펴져서 방아쇠수지증후군이라고도 한다.

손목에 발생하는 건초염 가운데 제일 흔한 질병은 드퀘르뱅병이다. 손목과 엄지손가락 연결 부위의 힘줄에 염증이 생기는 병이다. 걸레질을 하거나 무거운 컵을 드는 등 엄지손가락이 위를 향하는 상태에서 손목을 많이 사용하면 엄지손가락 쪽에 통증이 나타난다. 대개 집안일과 육아를 하는 30~60대 여성에게 많이 발생한다. 건초염은 손가락과 손목의 사용을 줄이고, 소염진통제를 복용하여 치료할 수 있다.

다음은 다리를 가리키는 하지를 살펴보자. 하지에서 많이 다치는 부위는 발목이다. 발목을 접질려본 사람이 꽤 있을 것이다. 발목 접질림의 정확한 의학 용어는 발목염좌로, 발목을 유지하고 있는 인대가 파열되는 질환이다. 인대는 뼈와 뼈를 연결해주는 구조물이며, 뼈와 뼈 사이의 관절에 안정성을 준다. 인대가 늘어나거나 끊어지면 발목 관절이 제 기능을 할 수 없다.

발목염좌는 걷거나 달리다가 다치는 경우, 계단에서 발을 잘못 디딘 경우, 점프하고 착지를 잘못한 경우 등 원인은 여럿이나, 신기한 점은 손상되는 부위가 비슷하다는 것이다. 발목 안쪽에는 네 개, 바깥쪽에는 세 개의 인대가 있다. 이 가운데 바깥쪽에서 거골(목말뼈)과 비골(종아리뼈)을 연결하는 전거비인대가 손상되는 경우가 대부분이다. 염좌는 보통 발이 안쪽으로 꺾일 때 발생하기 때문이다.

발목염좌는 경증인 경우가 많아서 특별한 치료가 필요하지 않다. 염좌는 PRICE에 따라 처치한다. pProtection(보호), RRest(안정), IIce(얼음찜질), CCompression(압박), EElevation(거상)의 약자로, 염증 반응을 최소화하고 추가 손상을 막기 위한 방법이다. 손상 부위를 보호하고, 활동을 줄이며, 얼음으로 냉찜질을 한다. 붕대로 압박하고, 손상 부위를 심장보다 높게 들어 올려 부종을 줄인다. 처치 후에도 환자가 통증을 호소하면 다른 손상을 확인하기 위해 MRI를 찍어본다.

마지막으로 척추는 여러 개의 작은 척추뼈가 모여 있는 기둥이다. 척추뼈에는 경추(목뼈), 흉추(등뼈), 요추(허리뼈), 천추(골반뼈)가 있다. 척추 안에는 척수라는 신경다발이 존재하므로 척추 손상은 신경학적인 증상을 동반한다. 특히 척수가 완전히 손상되면 회복이 불가능해서 척수가 손상되었을 때 적절한 신경학적 검사를 통해 척수의 손상 정도를 정확히 파악해야 한다. 척수신경 하나는 특정 피부 부위의 감각을 담당하며, 척수신경에 따라 나눠지는 피부 표면을 피부분절이라고 한다. 반대로 생각하면 감각이 저하된 피부분절을 통해 어떤 척수신경이 손상되었는지 파악할 수 있다. 엄지손가락의 감각이 이상하다면 6번 목신경이, 새끼손가락과 아래팔 쪽의 감각이 이상하다면 8번 목신경이 손상되었을 가능성이 크다.

추간판탈출증도 척추에서 자주 발생하는 질환이다. 흔히 디스크라고 부르지만, 정확히 말하면 디스크는 척추뼈 사이사이에 존재하는 원반 형태의 관절인 추간판 자체를 가리킨다. 잘못된 자세를 오랫동안 취하거나 무거운 물건을 들 때 혹은 나이가 들어 자연스럽게 중력을 많이 받으면 디스크가 밖으로 돌출될 수 있다. 이렇게 디스크가 본래의 자리에서 탈출해 주변 신경을 누르면 허리통증이나 하지통증이 발생한다. 신경학적 검사를 해서 하지통증이 허리에서 비롯된 것인지, 골반에서 비롯된 것인지 정확히 판단해야 한다.

근골격의학에서는 감염이나 종양 등에 의한 질환도 배우나 앞에서 알아본 질환만큼 흔하지는 않다. 근골격계 관련 질환은 치명적인 경우보다 사소하거나 보존적 치료가 요구되는 경우가 많은데, 대부분 몸을 잘못 사용하거나 과도하게 사용해서 생기는 질환이다. 다시 말해 우리 몸이 움직이는 원리를 이해한다면 충분히 예방할 수 있는 질환도 많다.

피부과학

피부과는 많은 사람이 미용과 관련된 분과라고 생각한다. 길을 걸을 때 보이는 피부과 간판에도 미용과 관련된 문구가 많이 보인다. 그러나 미용은 피부과에서 다루는 수많은 분야 가운데 하나일 뿐이다. 학문 차원에서 보면 피부과학 교과서에서 미용과 관련된 부분은 전체의 10퍼센트도 되지 않는다. 그렇다면 피부과학은 어떤 내용을 다룰까?

첫 번째는 피부종양이다. 피부에도 암이 발생할 수 있다. 암은 우리 몸속에서 비정상적 세포가 무한히 늘어나는 질병이니 피부에서 암이 발생하지 않을 이유는 없다. 2021년 중앙암등록본부의 국가암등록통계에 따르면, 2021년 우리나라에서 새로 발생한 모든 암 가운데 피부암이 약 2.9퍼센트였다. 피부과학은 이런 피부암의 진단과 치료에 관심을 갖는다. 요즘은 피부암의 절제와 관련된 피부외과학의 발전이 눈에 띈다. 일정하게 단단한 모양을 한 고형암은 가능하다면 완전 절제를 하는 것이 일반적인 치료법이다. 피부과에도 수술을 하는 세부 분과가 존재한다. 피부외과에서는 피부암의 뿌리를 현미경을 이용하여 끝까지 추적해 제거하는 모즈미세도식수술, 종양을 주변 정상 조직과 함께 완전히 제거하는 단순완전절제술 같은 수술적 치료를 한다. 피부외과에서는 피부종양 말고도 여러 피부과 질환을 치료한다.

두 번째는 자가면역질환이다. 피부는 외부 환경과 접하는 대표적인 장기다. 따라서 외부의 각종 면역학적 위험에 노출되어 있고, 이에 대항하는 면역계가 활발하게 활동한다. 그러나 면역반응과 면역관용의 균형이 다양한 원인에 의해 깨지면 자가면역질환이 발생할 수 있다. 건선이 대표적이다. 건선은 자가면역반응이 각질

세포를 지나치게 증식시켜 맨눈으로 봐도 두꺼운 흰색 각질이 생기는 질환이다. 미관상 좋지 않기 때문에 환자들은 사회생활을 할 때 큰 고통을 받는다. 건선의 주요 합병증 가운데 자살이 있을 정도다. 그러나 최근 연구를 통해 건선의 병태생리에서 중요한 매개물질의 작용을 억제하는 약물이 개발되었고, 약효가 뛰어나 건선은 관리할 수 있는 질병이 되었다. 한편 병태생리를 규명하고 약물을 개발할 때에도 피부과 의사는 검체를 제공하거나 직접 연구를 수행하는 등 중요한 역할을 맡는다.

세 번째는 화상이다. 화상은 그 정도가 심하면 치명적이다. 화상의 정도가 심하고 넓은 면적에 걸쳐 병변이 있으면 무너진 피부 장벽을 통해 체내의 수분이 빠져나가 탈수로 사망할 수 있다. 혹은 무너진 피부 장벽을 통해 감염이 일어나 사망할 수 있다. 이처럼 화상은 위험하고 치료하기 어려운 부상이지만, 다양한 치료법이 있다. 피부이식이 그 예다. 피부이식은 봉합만으로 해결하기 어려울 때 환자 본인의 공여부(피부를 떼어내는 부위)에서 피부 조각을 떼어내 수혜부(피부를 이식하는 부위)에 이식하는 과정이다. 피부이식은 다양한 장점이 있다. 그렇지만 이식된 피부가 수축하거나 피부색의 차이가 나타나면 미용적으로 부정적 영향을 줄 수 있으므로 신중하게 결정해야 한다.

피부과학에는 약물에 의한 발진(약진)과 감염병도 있다. 약진은 우리 몸의 면역체계가 약물에 대해 과도한 면역반응을 일으켜 나타나는 발진이다. 헤르페스, 매독, 포도상구균 같은 병원체가 감염병을 일으켜 갖가지 피부 증상이나 징후가 나타나기도 한다. 피부는 우리가 맨눈으로 가장 먼저 확인할 수 있는 신체 부위이므로 다양한 질병의 신호를 쉽게 포착할 수 있다. 피부로 병변이 나타나면 특징적인 형태가 많아서 피부를 잘 관찰해야 올바른 진단을 내릴 때가 많다. 예를 들어 전신홍반성루푸스는 얼굴에 나비 모양의 발진이 일어나고, 대상포진은 피부 분절을 따라 수포 띠가 나타나며, 홍역은 입안 점막에 생기는 흰 반점인 코플릭반점 등이 나타난다. 그래서 피부로 증상이 나타는 다양한 질병은 모두 피부과에서 배운다. 이는 피부과학이 다루는 분야가 아주 폭넓다는 말이기도 하다.

감각기학

한국 사람들에게 매우 흔한 질환 가운데 하나가 비염이다. 주변에서 계절이 바뀔 때마다 코가 막히고 재채기를 멈추지 못해 고생하는 사람을 쉽게 볼 수 있다. 시력이 좋지 않아 어릴 적부터 안경을 쓰는 사람도 많고, 소리를 잘 듣지 못하는 어르신도 주변에서 자주 접할 수 있다. 보고, 듣고, 냄새를 맡고, 맛보고, 만지는 감각은 생각보다 훨씬 일상과 밀접하게 연결되어 있다. 이런 감각을 느낄 수 있도록 해주는 기관을 다루는 과목이 감각기학이다. 연세대학교 의과대학에서는 본과 2학년 4분기에 배운다. 감각기학은 귀, 코, 목을 다루는 이비인후과와 눈을 담당하는 안과로 구성되어 있다.

이비인후과라고 하면 대부분 감기나 비염, 코막힘 같은 병을 떠올린다. 그런데 이비인후과에서는 보다 다양한 질환을 다룬다. 과 이름처럼 귀(이), 코(비), 목(인후)은 물론이고, 때로는 성대, 편도, 갑상선, 식도까지 포함된다. 약만 처방하는 것이 아니라 필요하면 수술도 한다.

가장 조심해야 하는 질환은 감각을 잃는 것이다. 소리를 잘 듣지 못하는 난청은 의외로 흔하고 중요한 질환이다. 난청에는 두 가지 유형이 있다. 감각신경성난청은 귀 안쪽의 청각신경이 손상되어 소리를 감지하지 못하는 경우로, 주원인은 노화, 항암치료, 돌발성난청 등이다. 전음성난청은 소리가 전달되는 경로인 고막이나 중이에 발생하는 난청이다. 중이염이나 고막 천공 등이 원인이 되어 신호가 신경까지 전달되지 못해 발생한다.

어지럼증도 귀에 문제가 생겼을 때 자주 겪는 증상이다. 우리가 중심을 잡고 서 있는 이유는 시각, 피부감각, 그리고 귀 안에 있는 평형기관(전정계) 덕분이다. 전정계는 세 개의 반고리관과 두 개의 이석기관으로 되어 있으며, 몸의 움직임과 위치를 감지한다. 전정계에 이상이 생기면 세상이 빙글빙글 도는 느낌이나 걸을 때 몸이 휘청거리는 느낌이 들 수 있다. 시간이 지나면 뇌가 대신 보완해주지만, 망가진 전정기관이 회복되는 건 아니라서 초기에 정확하게 진단하고 치료해야 한다.

이비인후과에는 머리와 목 부위를 치료하는 두경부외과도 있다. 조금 낯선 과일 텐데, 목과 얼굴의 후두, 갑상선, 식도 등을 다룬다. 특히 후두암, 갑상선암 등은 말하기, 숨 쉬기, 삼키기처럼 일상적인 기능이 떨어질 때를 대비해 삶의 질까지 고려해야 한다. 그래서 요즘은 중요한 기능을 최대한 살리는 수술법이 발전하고 있다.

한편 안과는 눈이라는 작은 기관을 다루지만, 그 내용은 방대하다. 그만큼 눈이 중요한 기관이고, 발생할 수 있는 질환이 많기 때문이다. 근시, 원시, 난시 같은 굴절이상질환 말고도 망막박리처럼 빠르게 수술하지 않으면 실명으로 이어지는 응급질환도 있고, 당뇨나 고혈압 같은 전신질환으로 생기는 망막병증도 있다.

눈은 구조가 아주 복잡하고, 신경, 혈관, 근육, 광학, 미용적 측면 모두 관련돼 있다. 시력은 물체의 존재와 형태를 알 수 있는 능력으로, 주관적이고 상대적이다. 시력검사는 환자의 응답에 따라 측정하고, 검사 결과는 환자의 집중도, 피로도, 심리 상태 등에 영향을 받기 때문에 주관적이다. 같은 시력이라도 사람마다 느끼는 불편감이 다르다는 점에서는 상대적이다. 눈 가장 바깥쪽에는 각막과 결막이 존재한다. 빛은 각막을 통과하며 살짝 굴절되고,

홍채를 통과해 수정체에서 한 번 더 굴절되어 망막에 맺힌다. 망막의 시각세포가 그 신호를 뇌로 전달한다. 이때 중요한 역할을 하는 것이 시신경으로, 시신경이 손상되면 녹내장이 생긴다. 수정체가 혼탁해지는 백내장도 나이가 들면 많이 발생한다. 다행히 요즘은 안과 검사법도 상당히 발전했다. 단층촬영, 안저(안구 속 뒷부분) 검사 같은 정밀검사를 하고 있으며, 인공수정체 삽입술, 시력교정술 같은 새로운 치료법이 개발되고 있다.

감각기학은 이름 그대로 감각을 다루는 과목이다. 시각, 청각, 후각, 미각, 촉각은 인간의 삶을 더욱 생생하게 만들고, 위험을 감지하거나 정서적 경험을 쌓는 데에도 꼭 필요한 기능이다. 그래서 감각기관에 생기는 질환은 조금 불편한 수준을 넘어 환자의 삶의 질을 근본적으로 바꿔놓을 수 있다. 환자를 진료하게 될 때 감각기학에서 배우는 내용은 환자의 몸과 삶을 이해하는 데 큰 도움이 될 것이다. 바로 이 부분이 그저 잘 들린다, 잘 보인다를 넘어 감각기학이 가진 중요한 의미임을 꼭 기억해두면 좋겠다.

예방의학

예방의학은 앞에서 소개한 과목들과 성격이 다르다. 대부분의 과목이 질병을 진단하고 치료하는 데 초점을 맞췄다면, 예방의학은 질병이 생기기 전에 막는 것, 더 나아가 사람들이 아프지 않고 건강하게 살도록 돕는 데 초점을 둔다. 그렇다면 건강한 상태란 무엇일까? 세계보건기구WHO는 건강을 '단순히 질병이 없는 상태가 아니라, 신체적·정신적·사회적으로 완전히 안녕well-being한 상태'라고 정의한다. 사람들이 진짜 건강한 상태를 만들고 지켜주는 것이 예방의학의 목표다.

기초의학은 세포나 분자 수준에서 생명현상을 연구하고, 임상의학은 실제 환자를 진료한다. 예방의학은 사회 전체, 즉 인구 집단을 대상으로 건강을 바라보는 학문이다. 폐암이 주제라면 기초의학은 폐암이 어떻게 생기는지를 연구하고, 임상의학은 폐암 환자를 진단하고 치료하는 방법을 찾는다. 예방의학은 흡연율, 직업 환경, 공기오염 같은 요인이 폐암에 어떤 영향을 주는지 분석한다. 그리고 국가나 지역 차원에서 폐암이라는 질병을 예방하는 정책을 세운다. 건강한 사회를 만들기 위해 꼭 필요한 세 축 가운데 하나가 예방의학이다. 그럼에도 아직 많은 사람에게 다소 낯설게 느껴지는 분과다. 연세대학교 의과대학에서 배우는 예방의학의 네 가지 주요 영역을 소개한다.

첫째 '역학'이다. 코로나바이러스 감염증19가 유행하던 시기에 역학조사라는 말을 자주 들어봤을 것이다. 여기서 역학은 질병을 연구하는 학문으로, 특정 지역이나 집단에서 질병이 어떻게 퍼지고 왜 생기는지를 연구한다. 역학은 두 가지로 나뉜다. 기술역학은 질병이 어느 시기, 어느 지역, 어떤 사람들에게 많은지 알아보고, 분석역학은 질병의 원인을 찾는다. 다시 말해 마스크 착용 여부에 따라 코로나바이러스 감염률이 어떻게 달라지는지를 연구하는 게 분석역학이다. 역학의 역사에서 가장 유명한 사례는 역학의 아버지라고 불리는 존 스노의 콜레라 지도다. 스노는 19세기 런던에서 콜레라가 유행할 때 사망자들을 지도에 표시했고, 그 결과 오염된 수도관이 원인이라는 걸 밝혀내 전염병의 확산을 막았다. 당시에는 세균이 있다는 사실조차 모르던 시대였다. 이처럼 역학은 데이터와 과학적 분석을 바탕으로 질병의 원인을 찾아내고, 예방하는 도구다.

둘째 '환경과 산업보건' 과목에서는 인간의 건강에 영향을 주는 모든 환경적 요인을 배운다. 1952년 영국 런던에서는 공장 굴뚝에서 나온 매연이 짙은 스모그를 형성했고, 그로 인해 수천 명이 폐질환으로 사망했다. 우리나라도 낙동강 페놀 유출 사건, 가습기 살균제 사고처럼 환경 문제가 큰 피해로 이어진 사례가 있다. 유해가스, 유해금속 같은 화학물질과 방사선, 분진부터 일상 소음, 진동, 고온 등도 건강에 해로운 영향을 끼치는 요인이다. 이런 유해인자를 파악하고, 사람의 건강에 어떤 영향을 주는지를 연구하며, 그 위험을 줄이기 위한 기준과 정책을 만드는 것이 환경보건의 역할이다. 직업 환경을 다루는 산업보건도 넓은 의미로 환경보건에 포함된다. 산업보건은 직업 특성상 어쩔 수 없이 유해인자에 노출되는 경우도 있고, 노동자에게 더 나은 근로환경을 제공하기 위한 목적도 있어 따로 분류하여 다루고 있다. 직업병과 산업재해를 예방하고, 안전한 근로환경을 만들기 위해 법과 제도를 운영하는 것도 이 분야의 중요한 역할이다.

셋째 '보건의료'다. 의료와 보건의료는 무엇을 대상으로 하느냐가 다르다. 의료는 개인별 환자의 질병을 치료하고 건강을 관리하는 것이고, 보건의료는 사회 전체의 건강을 관리한다. 모든 국민이 건강하게 살 수 있도록 하려면 국가가 보건정책, 의료제도, 공공의료 시스템을 갖추어야 한다. 이 같은 제도를 기획하고 운영하는 것이 보건관리다. 의사로서 현장에서 환자를 잘 치료하는 것도 중요하지만, 제도와 정책이 뒷받되지 않으면 제대로 작동하기 어렵다. 보건관리 수업에서 교수님이 해준 인상 깊은 말이 있다. "정해진 룰 위에서 잘 진료하는 것도 좋지만, 여기서 룰을 바꾸는 의사가 나왔으면 좋겠다." 제도 개선을 통해 더 많은 사람을 살릴 수 있다는 점이 예방의학의 매력이다.

마지막은 '생활 습관과 건강'이다. 흔히 임상예방의학이라고도 하는 과목이다. 요즘은 전염병보다 흡연, 음주, 수면 부족, 스트레스, 비만처럼 생활 습관과 관련된 질병이 훨씬 많아졌다. 유전자를 총알에 비유한다면 생활 습관은 방아쇠에 비유할 수 있다. 총알을 가지고 태어났더라도 방아쇠를 당기지 않으면 총은 발사되지 않는다. 즉 건강하지 않은 생활 습관이 질병을 일으키는 핵심 요인이 될 수 있다. 다행히도 생활 습관은 바꿀 수 있다. 식습관, 운동, 수면, 정신건강에 대해 잘 알고 실천할 수 있도록 돕는 것이 이 과목의 핵심이다. 환자 스스로 질병을 예방하고 관리할 수 있도록 도와주는 것도 의사의 중요한 역할이다.

기초의학을 하든 임상의학을 하든 예방의학은 모든 의사의 기본 언어이자 관점이 되어야 한다. 실제로 미국의 의과대학에서는 '예방의학은 모든 의사의 두 번째 전공이다'라는 말로 예방의학의 중요성을 강조한다. 여러분이 앞으로 의학을 공부하게 된다면 질병만 보는 것이 아니라, 사람과 사회 전체를 함께 바라보는 시야를 가져야 한다. 예방의학은 바로 그 시야를 열어주는 과목이다. 가까이서 생명을 살리는 임상의학 못지않게, 멀리서 사회 전체의 건강을 설계하고 지키는 이 분야의 의미도 기억해두면 좋겠다.

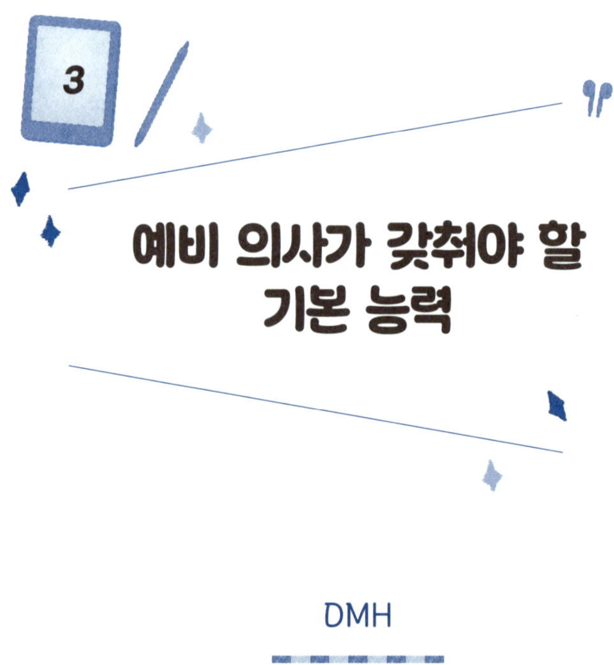

3 예비 의사가 갖춰야 할 기본 능력

DMH

예과에서 인문사회의학을 배우며 의학의 실천적 성격과 사회적 의미를 탐색한다고 했다. 본과에서도 의학을 실천하는 행위로 이해하고, 인간과 사회를 통합적으로 바라보는 시각을 기르기 위한 교육이 이어진다. 그 중심에 'DMH[Doctoring and Medical Humanities]'가 있다. DMH는 의료인이 갖춰야 할 공감 능력, 소통 능력, 사회적 책무감 등을 체계적으로 익히는 과정이다. 본과 1학년 때는 의료리더십, 의료법윤리, 의료커뮤니케이션이라는 세 개의 필수과목과 하나의 선택과목을 한 분기에 하나씩 수강한다. 2학년 때는

'Doctoring Practicum' 과목을 통해 표준화 환자 실습과 외부 의료 기관 실습을 하며 실제 진료 상황을 경험한다.

'의료리더십'은 다양한 의료 단체의 리더들이 직접 강의하는 방식으로 진행된다. 현대 의료는 여러 분야의 전문가들이 협업하는 구조라서 의료인은 팀의 리더이자 구성원으로서의 역량을 갖추어야 한다. 리더십은 의학을 공부하고 실제 진료를 하다 보면 자연스럽게 생기기도 한다. 하지만 이 수업에서 다루는 리더십은 단지 진료실에서의 역할을 넘어 사회적 책임을 수행하는 의료인의 자세를 강조한다. 대한의사협회, 대한전공의협의회, 서울시의사회, 세계여자의사회 등의 사례를 들려주면서 학생 스스로 의료인이 사회에 목소리를 내고, 의료 정책을 제안하거나 실현하는 리더십이 왜 필요한지 고민하도록 한다.

진료 현장에서 의료인은 끊임없이 윤리적 결정을 내려야 한다. 의료 상황은 늘 복잡하고 분명한 정답이 없는 경우가 많다. 생명을 살릴 수 있는 수술이 필요하더라도 환자나 보호자의 동의 없이는 진행할 수 없다. 또한 여러 명의 환자가 한꺼번에 몰려오고, 자원이 제한된 상황에서는 누구를 먼저 치료할지 결정해야 한다. 이처럼 다양한 가치가 충돌하는 의료 행위를 할 때 의료인은 그 속에서 최선의 선택을 해야 한다. '의료법윤리' 수업에서는 의료인으로서 어려운 선택을 해야 하는 딜레마 상황을 사례로 구성해 학생들이 직접 모의 병원윤리위원회를 운영해보기도 하고, 실제 사례를 분석하며 대응 방안을 고민해본다. 의료윤리의 네 가지 기본 원칙은 자율성 존중, 악행 금지, 선행, 정의다. 기본 원칙은 지켜져야 하지만, 상황에 따라 우선으로 두어야 하는 가치가 달라지는 경우도 있다. 그래서 더욱 중요한 것은 완벽한 답보다 충분한 숙고다. 의료법윤리는 이런 윤리적 감수성과 판단력을 기르기 위한 토대를 마련해준다.

의료리더십과 의료법윤리가 사회적으로 바람직한 의사가 되기 위해 필요한 개인적 역량이라면, 환자에게 좋은 의사가 되기 위해서 무엇보다 중요한 것은 커뮤니케이션 능력이다. 의사와 환자의 커뮤니케이션은 일반적인 대화와 다르다. 짧은 시간 안에 정확한 병력을 듣고 환자가 느끼는 감정까지 세심하게 살펴야 한다. 또한 소아, 고령, 장애 환자와 소통하거나 나쁜 소식을 전달할 때는 상황에 맞는 적절한 면담 기술이 필요하다. '의료커뮤니케이션' 수업에서는 기본적인 면담 이론과 함께 다양한 비언어적 기법을 배우고, 역할극을 하며 직접 연습해본다. 의료커뮤니케이션은 환자의 신뢰를 얻고 치료 동기를 높이기 위한 핵심 도구다. 결국 좋은 의사는 말을 잘하는 사람이 아니라, 잘 듣고 공감하며 이해시키는 사람이라는 점을 배우게 된다.

이 세 과목은 의사라면 누구나 갖추어야 할 필수 역량을 배우는 과목이다. 연세대학교 의과대학에서는 학생들이 자신의 관심과 진로 방향에 따라 더 깊이 탐구할 수 있도록 다양한 DMH 선택과목도 운영하고 있다. 선택과목으로는 '법의학의 이해' '여의사로 살아가기' '인공지능과 의료기기' '군진의학' '의술과 예술' '의학사 답사' 등이 있다. 학생은 자신의 흥미나 문제의식에 따라 원하는 과목을 자유롭게 수강할 수 있다. 선택과목은 의사가 된 이후의 삶을 미리 상상하고 준비할 수 있는 기회를 제공한다.

2학년 DMH 과정인 Doctoring Practicum은 환자 진찰 및 면담 술기 교육, 표준화 환자 실습, 외부 의료기관 실습으로 이루어져 있다. 진찰 및 면담 술기는 진료의 기본이 되는 세 단계를 익힌다. 병력 청취, 신체 진찰, 환자 교육이다. 병력 청취 단계에서는 환자의 현재 증상과 과거력, 가족력, 사회력, 약물력 등을 파악해야 한다. 눈을 맞추고 편안한 자세로 환자의 감정에 공감하며 대화하는 자세가 중요하다. 어려운 의학 용어는 피하고 환자가 이해하기 쉬운 언어를 사용하는 것이 기본이다.

신체 진찰은 환자의 주된 증상에 따라 필요한 부위를 살펴보는 단계다. "배가 아파요"라고 말하는 환자에게는 복부 진찰, "숨이 차요"라고 말하는 환자에게는 폐 진찰을 한다. 신체 진찰은 시진(관찰), 청진(듣기), 타진(두드리기), 촉진(눌러보기) 순으로 이루어지며, 진찰 전에는 항상 환자에게 무엇을 할 것인지 설명하고 동의를 구해야 한다.

환자 교육 단계에서는 진찰로 파악한 의학적 정보와 가능한 진단, 추가로 필요한 검사 등을 환자에게 알기 쉽게 설명한다. 마지막으로 환자가 하고 싶은 질문이 있는지 확인하며 진료를 마무리한다. 이 과정에서 의사로서 환자를 어떻게 대해야 하는지 구체적으로 배운다.

진찰 및 면담 술기를 실제로 적용해보는 과정이 표준화 환자 실습이다. 표준화 환자는 실제 환자는 아니지만, 실제 환자처럼 연기하도록 교육받은 배우다. 실습은 시뮬레이션 방식으로 진행되며, 각 실습실에는 다양한 증례의 표준화 환자들이 배치되어 있다. 학생은 방 앞에서 환자의 이름, 나이, 간단한 상황 설명만 확인한 뒤, 방에 들어가 제한된 12분 동안 병력 청취, 신체 진찰, 환자 교육까지 진료의 전 과정을 수행해야 한다. 진료가 끝나고 표준화 환자가 진료 내용을 평가한 다음, 다시 방에 들어가 표준화 환자나 방 밖에서 평가하는 교수님 혹은 전공의 선생님에게 피드백을 받는다. 이 과정을 여러 차례 반복하며 피드백 내용을 쌓고, 최종적으로 CPX라는 진료수행시험을 치른다. 단순히 정답을 맞추는 시험이 아니라, 의사로서 환자와 소통하고 신뢰를 형성하는 능력을 평가한다. 따라서 병력을 제대로 청취하지 않거나, 필요한 신체 진찰을 생략하거나, 공감을 표현하지 못하면 감점이 된다.

마지막으로 외부 의료기관 실습은 개원을 해서 병원을 운영하고 있는 임상 지도교수님들의 병원에서 진행된다. 병원 규모에 따라 한 병원당 1~3명이 배정되며 총 4회 실습을 나간다. 실습에서는 교수님의 진료를 관찰하고, 의무기록을 작성하거나 간단한 예진을 맡는 등 진료 과정에 직접 참여한다. 표준화 환자 실습에서 배운 내용을 실제 환경에서 적용해보는 기회이자, 반대로 현장에서 보고 느낀 점을 표준화 환자 실습에서 되살릴 수 있는 소중한 경험이다. 본과 3학년부터 본격적인 병원 실습이 시작되기 때문에 2학년까지는 진짜 환자를 만날 기회가 거의 없다. 외부 의료기관 실습은 의대생이 처음으로 사람을 진료 현장에서 대면하는 중요한 기회다.

DMH 과목들은 다른 기초의학이나 임상의학 과목들에 비해 상대적으로 시험 부담이 적은 편이다. 그러나 중요성은 결코 가볍지 않다. 의료는 결국 사람을 대하는 일이며, 의사는 사람을 이해하고 돕는 직업이기 때문이다. 좋은 의사가 되고자 한다면, 인문사회의학과 DMH를 배우면서 질병을 가진 인간을 이해하는 능력을 갖추어야 한다.

PBL

"교과서와 임상이 항상 같지만은 않다." 거의 모든 임상 교수님이 수업에서 하는 말이다. 환자가 불편한 곳이 있어 병원에 왔을 때 교과서에 쓰인 대로 증상을 호소하지 않는다. "3일 전부터 마른기침을 하고, 열은 지속적으로 나며, 특히 밤에 기침이 더 심해

집니다"라고 말하는 환자도 있겠지만, "목이 조금 간질간질한 것 같아요. 열은 나는 것 같기도 하고 잘 모르겠어요"라고 말하는 환자도 있을 것이다. 교과서적인 증상을 말하더라도 각 증상에 대해 의심할 수 있는 질병은 적어도 수십 가지다. 이럴 때 의사는 환자가 말하는 증상과 적절한 신체 진찰을 바탕으로 몇 가지 질환을 추려내야 한다. 그리고 이에 맞는 추가 검사를 해서 여러 후보 가운데 한 가지 질환을 진단해야 한다. 그다음 환자의 성별, 나이, 상태 등을 고려해 적절한 약을 처방해야 하며, 나아가 환자에게 처방에 관해 자세하게 설명하고 적절한 추적 관찰 주기를 정해야 한다. 이 과정을 배우는 과목이 'PBL^{Problem Based Learning}'이다.

PBL은 의사가 환자와 만나 행하는 의술의 전 과정을 경험하는 과목이다. 환자의 증례 한 가지를 가지고 진단하고, 치료 방법을 결정하고, 예후를 예측해본다. 대체로 6~7명이 한 조에 배정되어 증례를 배정받는다. 다음은 이해를 돕기 위해 임의로 창작한 증례다.

'61세 남자 환자가 2주일 전부터 몸에 힘이 빠지는 증상을 바탕으로 다른 병원에 입원했다. 그런데 여섯 시간 전부터 열이 나고 얼굴이 빨개지며, 양쪽 다리에 멍이 드는 증상이 나타나 본원 응급실로 내원했다.'

이런 상황이 주어지면 각 조별로 의심할 수 있는 질환과 추가로 해야 하는 검사에 관해 토의하기 시작한다. 조원끼리 필요한 검사라고 합의되면, 참관하는 교수님에게 '어떤 검사를 어떤 이유에서 하려고 한다'고 말한다. 그러면 교수님은 해당 검사의 결과를 말해준다. 학생이 "감염이 의심되어 혈액검사를 하려고 합니다. 백혈구 수치는 얼마입니까?"라고 질문하면 해당 검사의 결과를 알려주는 식이다. 새로운 검사 결과를 바탕으로 다시 후보군을 좁혀 추가 검사를 하고, 이 과정을 반복해 최종 진단을 하는 것이다. 얼핏 보면 탐정이 사건을 추리하는 과정과 상당히 비슷하다. 명탐정 셜록 홈즈를 창조한 세계 최고의 추리소설가 아서 코난 도일이 의학 박사 출신인 것은 우연이 아닐지도 모른다. 이 과정에서 중간에 모르는 부분이 있거나 더 공부해야 할 부분이 있으면, 조원끼리 파트를 나누어 논문을 읽고 공부해오기도 한다. 해당 수업은 일주일에 한 번 한다. 그동안 각자 공부한 내용을 매 수업 시작 때 발표하며, 이를 바탕으로 환자를 진단하고 치료 과정을 구체화해간다.

증례에서는 기존 전신 쇠약감이 있던 환자가 갑작스럽게 열이 나고, 양쪽 다리에 멍이 드는 증상이 나타났다. 일단 열이 나므로 염증을 의심하고 혈액검사를 실시할 것이다. 또한 단순 감염으로 멍이 드는 경우는 거의 없으니 염증과 피부질환을 동시에 일으킬 수 있는 자가면역질환이 무엇일까 생각하고, 해당 질환을 하나씩 감별하기 위해 필요한 검사를 진행할 것이다. 피부에 멍이 드는 증상을 일으키는 자가면역질환의 종류, 해야 할 검사가 확실하지 않을 때 조원끼리 파트를 나누어 공부해온다.

교수님은 학생들이 무엇에 집중해야 할지, 어떤 검사 결과가 왜 더 중요한지, 선택한 치료가 실제 임상에서는 어떻게 쓰이는지 등을 매 수업마다 피드백하면서 적절한 방향으로 이끌어준다.

PBL은 본과 1, 2학년 동안 배운 수많은 지식이 진짜 환자를 만났을 때 어떻게 적용될 수 있는지, 어떤 방식으로 적절히 활용할 수 있는지 등을 배울 수 있다. 또한 고등학생처럼 매일 강의를 듣는 일정 속에서 동기들과 토의할 수 있는 즐거운 시간이다. 그동안 공부한 것들이 다 의미 있다는 것을 느낄 수 있는 유익한 시간이기도 하다.

CTCR

'CTCR'은 Critical Thinking and Clinical Reasoning의 약자로, 우리말로는 비판적 사고와 임상추론이다. 이름만 보면 어떤 과목인지 쉽게 떠올리기 어렵다. 왜 의사에게 이런 능력이 필요할까?

의학은 암기과목이라고 한다. 의과대학에서 배우는 내용의 범위가 넓고 양이 많으니 처음에는 암기 위주로 보이기도 한다. 하지만 의사가 되기 위해서는 단순 암기만으로는 절대 부족하다. 처음 질병을 공부할 때는 질병 하나하나마다 정의, 원인, 진단, 치료를 차례로 배우지만, 실제 임상 현장은 다르다. 환자가 기침을 한다고 해서 곧바로 감기라고 단정할 수 없다. 기침을 일으킬 수 있는 질환은 수십 가지가 넘는다. 의사는 환자가 말하는 증상과 진찰 소견에서 단서를 찾고, 여러 가능성 가운데 제일 가능성이 높은 진단을 추론해야 한다. 이 과정을 거쳐야 적절한 검사와 치료 계획을 세울 수 있다. CTCR은 질병의 단서를 찾고 추론하는 능력을 기르는 과목이다.

의학은 빠른 속도로 변화한다. 작년까지 표준이었던 치료가 올해는 해서는 안 될 치료로 바뀌는 경우도 있다. 아무리 의과대학에서 열심히 공부하고 수련 과정을 거쳐도 모르는 상황은 언제든 마주할 수 있다. 바람직한 의사는 이런 상황에서 스스로 답을 찾는 힘이 있어야 한다. 여기서 말하는 답 찾기란 인터넷 검색으로 찾은 블로그 글을 읽는 것이 아니다. 학술논문이나 공식적인 근거 자료를 찾아 검증된 정보를 얻는 과정이다. CTCR에서는 이런 문헌 검색 능력을 기르는 것 역시 중요한 학습목표다.

CTCR 수업은 예시 사례나 실제 사례를 통해 임상추론 능력을 훈련한다. 예를 들어 '32세 여성 환자가 발열을 호소하며 병원에 왔다'는 상황이 주어졌다고 하자. 먼저 감염을 의심할 수 있지만, 자가면역질환이나 종양성질환일 수도 있다. 의사는 신체 진찰을 통해 단서를 찾고, 혈액검사로 염증 수치와 백혈구 수치를 확인하며 가능한 원인을 좁혀간다. 그런데 '종양성질환에서 발열이 있는 경우 혈액검사의 염증 지표도 오를까?'라는 의문이 생길 수 있다. 이럴 때 CTCR에서는 논문을 검색해서 답을 찾도록 지도한다. 이렇게 질문을 만들고, 그 질문에 대한 근거를 찾으며 추론하는 사고 과정을 훈련하는 것이 CTCR의 핵심이다.

CTCR은 학년에 따라 학습 방식이 조금씩 다르다. 본과 1, 2학년 때는 아직 의학적 지식을 배우는 단계라서 간단한 예시 사례를 받아 질환을 의심하고, 그 과정에서 생긴 의문을 문헌 검색으로 해결해 과제로 제출한다. 3, 4학년 때는 병원 실습을 돌면서 접했던 실제 사례를 바탕으로 과제를 작성한다. 환자가 병원에 처음 내원한 순간부터 어떤 과정을 거쳐 진단과 치료가 이루어졌는지 추적하고, 그 과정에서 해결해야 했던 의문점을 문헌 검색으로 정리해 제출해야 한다.

CTCR은 처음 접하면 다소 어렵게 느껴질 수 있다. 임상 지식이 부족하고 환자를 직접 본 경험이 없는 1학년 학생들에게는 특히 그렇다. 그러나 선배나 교수님의 조언을 받아 과제를 해내면, 지식을 단순히 아는 것과 그 지식을 실제 문제 해결에 적용하는 것은 완전히 다르다는 사실을 깨닫게 된다.

의학에는 '100퍼센트는 없다'는 말이 있다. 의학 공부를 하다 보면 자주 듣는데, 무조건이라는 생각을 경계해야 한다는 뜻이다. 환자마다 상황이 다르고, 늘 예외가 존재하기 때문이다. 의사는 가장 가능성이 높은 경우부터 확인하고 치료하되, 가능성이 낮더라도 치명적인 상황은 놓치지 않는 균형 잡힌 사고를 가져야 한다. 이런 점은 의학 공부를 더 어렵게 만드는 요소지만, 동시에 의학이라는 학문을 특별하게 만든다. CTCR은 바로 이런 사고력을 기르는 과목이다. 예비 의사라면 반드시 거쳐야 할 훈련 과정이며, 임상 현장에서 환자를 만날 때 자신감을 줄 수 있다.

3

장

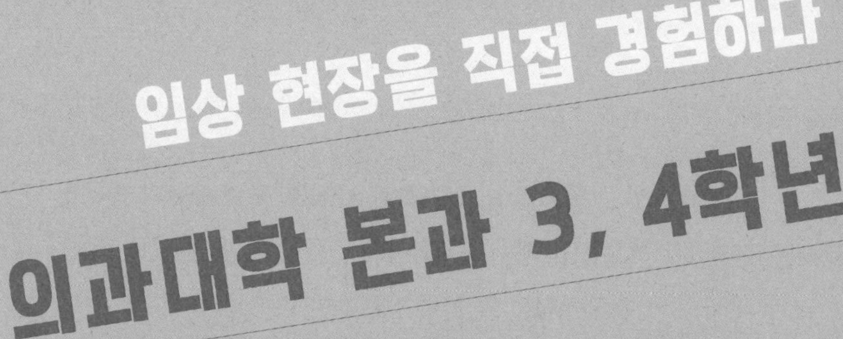
임상 현장을 직접 경험하다
의과대학 본과 3, 4학년

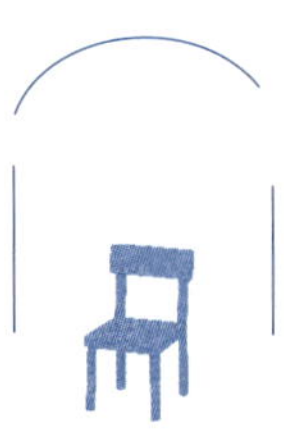

2년 동안 시험의 늪을 지나 본과 3학년이 되면 조금씩 병원과 친해지기 시작한다. 매일 강의실에서 공부만 하던 본과 1, 2학년과 다르게 3학년부터는 학생 실습을 돌며 대부분의 시간을 병원에서 보낸다. 7~8명이 한 조가 되어 첫 2주는 심장내과, 다음 2주는 호흡기내과, 그다음 2주는 또 다른 과를 도는 식이다. 아직 내 것이 아닌 듯한 가운을 입고 병원을 돌아다니다 보면 의대생이라는 게 새삼 실감 난다. 다양한 과를 실습하고, 해당 과의 교수님과 전공의 선생님을 만나는 동안 앞으로 어느 분야를 공부할지, 어느 과를 갈지 생각해보게 된다.

병원 의사들은 과를 구분할 때 관례적으로 메이저Major과와 마이너Minor과로 나눈다. 메이저과는 최근에는 필수과로 더 잘 알려져 있다. 병원의 과 가운데 필수적이지 않은 과가 있을까 하는 의문이 들 것이다. 아직까지 필수과의 정의는 분명하지 않다.

2021년 대한의사협회에서 발행한 《필수의료 중심의 건강보험 적용과 개선 방안》에서는 필수의료를 '진료가 지연될 경우 환자의 생명과 건강에 큰 영향을 미치는 영역'이라고 정의했다. 그러나 필수의료를 전문과목별로 명확하게 정의하는 데 논란이 있다. 따라서 이 장에서는 보편적인 과 위주로 소개한다. 일반적으로 메이저과는 '내외산소정'이다. 내과, 외과, 산부인과, 소아과, 정신과의 줄임말로, 사람의 생명과 직접적으로 연관된 과다. 마이너과에는 피부과, 정형외과, 성형외과 등이 있다. 본과 3학년 때에는 주로 메이저과를 돌고, 4학년 때 마이너과를 돈다.

이렇게 많은 과를 실습한 다음 자신의 전공과는 어떤 기준으로 선택하고 결정할까?

첫 번째 기준은 환자를 보며 진료하고 싶은가다. 의사들 가운데 환자를 직접 보지 않는 의사도 많다. 대표적으로 병리과 의사들이 그렇다. 질병을 최종 진단하는 역할을 하는 병리과 의사는 환자 대신 환자의 검체를 보면서 병을 진단한다. 진단검사의학과, 방사선종양학과 의사도 환자와 직접 대면하는 일이 거의 없는 편이다.

두 번째 기준은 직접적으로 생명을 다루며 그 생명을 살리는 데 보람을 느끼고, 반복되는 죽음을 보며 살아갈 수 있는가다. 이 질문을 통해 자신이 가고 싶은 곳이 메이저과인지 마이너과인지 알 수 있다. 질문에 '그렇다'고 답할 수 있다면 메이저과를, '그렇지 않다'고 답한다면 마이너과를 고려하는 것이다. 다만 메이저과의 정의가 명확하지 않으니 내외산소정이 포함된다는 것 정도만 기억해두자.

세 번째 기준은 수술을 하고 싶은가다. 매우 중요한 질문이다. 실습을 시작하면 학생들은 도저히 수술방에 못 있겠다는 부류와 수술방이 아주 흥미롭다는 부류로 나뉜다. 수술방의 찬 공기와 오래 서 있을 때 다리에 느껴지는 피로감을 견디기 힘든 학생은 수술방을 기피하지만, 수술에 매력을 느낀 학생은 수술을 하는 과에 대한 꿈을 키우기 시작한다.

이 세 개의 기준만으로도 상당히 많은 과를 제외할 수 있다. 환자를 보고 싶고, 생명을 다루면서 수술도 하고 싶다면 외과가 좋은 후보 가운데 하나다. 반면 환자를 보고 싶지만, 생명을 다루고 싶지는 않고 수술도 하기 싫다면 재활의학과가 좋은 후보다.

다양한 과를 경험하는 동안 의대생은 이 같은 기준과 평소 개인의 관심, 흥미도를 바탕으로 과를 고민한다. 어떤 교수님은 본과 3, 4학년 동안 본인이 하고 싶은 과를 찾기만 해도 실습을 잘한 것이라고 이야기한다. 명확하게 하나를 결정하진 못하더라도 하고 싶지 않은 과를 하나씩 지워나가면 된다고 말하기도 한다. 자신이 원하는 과를 찾는 일이 중요하고도 어려운 문제라는 말이다. 실습은 이런 고민과 문제를 조금이나마 해소해주는 귀중한 시간이다.

본과 3, 4학년은 시험의 늪에서 벗어난다. 게다가 각자 나름의 여가를 누리고, 취미 생활도 다시 시작하는 등 꽤 괜찮은 하루를 보낼 수 있다. 본과 3, 4학년 교육과정은 강의실을 벗어나 병원의 임상 현장에서 이루어진다. 그리고 실습생이라는 이름에 걸맞게 가끔 강의를 듣기는 하지만, 하루 일정의 대부분은 실습이다. 실습이란 하얀 가운을 입고 병원에서 하는 활동이다. 아직 학생 신분인 실습생은 임상 현장에서 참관하는 것 말고는 할 수 있는 일이 그렇게 많지 않다. 사실상 거의 모든 실습 활동은 교수님, 전문의, 전공의와 같이 해당 과의 의사 선생님들과 함께 진행하며, 참관 외의 활동도 다른 의사 선생님들의 관리 감독 아래 이루어진다.

실습 활동은 크게 회진 참관, 외래 참관, 시술 참관, 수술 참관이 있다. 추가적으로 BSP, pre/post test, conference 참관 등도 한다. 실습 시간에는 책에서만 보던 이론과 지식이 환자에게 어떻게 적용되는지와 질병이 치료되는 과정을 볼 수 있다. 3장에서는 실습 활동과 과제의 종류를 살펴보고, 본과 3, 4학년 의대생은 무엇을 하며 여가 시간을 보내는지 소개한다.

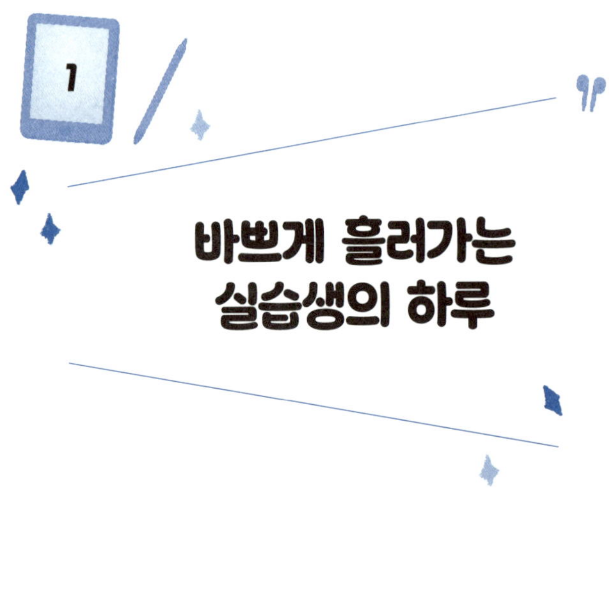

바쁘게 흘러가는
실습생의 하루

회진을 돌자

회진이란 의사가 입원한 환자의 병실을 돌아다니며 진찰하는 활동이다. 회진 시간은 교수님마다 다르지만, 대개 오전 7시나 7시 반처럼 이른 시간에 한다. 실습생의 하루가 시작되는 일정이다. 회진을 하기 전에 BSP^Bed Side Presentation를 한다. 회진 교수님이 지도하는 전공의 선생님이 그날 회진을 돌 환자들을 미리 면담하고 파악한 뒤, 향후 치료 계획을 수립하여 교수님에게 말하는 시간이다. 예전에는 이 과정을 환자 침대 옆에서 한다고 해 BSP라는 이름이 붙었다. 요즘은 컴퓨터로 환자의 검사 결과나 경과 기록 등을 모두 볼 수 있어 주로 병동의 스테이션station에서 한다. 환자가 많을 때는 BSP 시간만 30~40분을 넘어갈 때도 있다. 회진 전에 이 많은 환자를 면담하고 파악하여 치료 계획까지 세우려면 전공의 선생님은 도대체 몇 시에 출근한 걸까 하는 의문마저 든다. 주로 이 시간에 교수님의 티칭teaching이 이루어진다. 교수님과 전공의 선생님이 환자에 관해 논의하는 것을 듣다가 내용이 어려우면 중간에 놓칠 때가 있다. 그러다 보면 잠시 멍을 때리는 순간도 있다. 학생들의 이런 상황을 아는 듯이 중간중간 교수님이 질문을 던진다.

'그래서 학생은 이 환자에 대해 어떻게 생각해?' '환자 파악 해왔어?' '이 환자의 치료는 어떻게 해야 해?' '이 CT 사진에서 어느 곳이 문제인 거야?' 같은 질문이다. 그리고 해당 질문들을 통해 치료 과정의 중요한 부분을 설명해주고, 의학적으로 사고하는 방법을 알려준다. 교수님의 질문에 제대로 대답을 못 하면 난처해지고, 자칫 무거운 분위기로 이어질 수 있다. 이런 이유가 아니어도 실습을 할 때가 되면 본과 1, 2학년 때 머릿속에 욱여넣었던 수많은 지식이 대부분 날아간 상태다. 따라서 실습생도 회진 전에 회진 준비를 해야 하며, 반드시 해당 과에 관해 공부해두어야 한다. 아는 만큼 보인다고 했다. 공부를 많이 해갈수록 교수님을 비롯한 해당 과의 선생님들이 하는 이야기를 더 많이 이해할 수 있다. 내가 공부한 지식이 실제 임상 현장의 상황과 맞물리는 경험을 하면 책으로만 익힌 지식과 다르게 머릿속에 각인되어 오래 남는다.

실습생은 다음과 같이 회진을 준비한다. 새로운 과를 실습하기 전 주말에 본과 1, 2학년 때의 교과서를 펴고 해당 과에 관해 다시 공부한다. 그리고 회진 전날 회진 담당 교수님이 주로 어떤 환자를 보는지 살펴보고, 해당 환자들의 질환 진단 방법, 치료법 등을 공부한다. 또한 회진을 돌 환자들의 의무기록을 보면서 어떤 경과로 입원했고, 어떻게 치료가 이루어지고 있는지 파악한다. 마지막으로 회진 직전에 입원 환자 명단을 뽑는 것으로 마무리된다.

어떤 교수님은 가끔 실습생에게 BSP를 시키기도 한다. 처음 BSP를 준비할 때는 어디서부터 어떻게 해야 할지 몰라서 상당히 막막했던 기억이 있다. 그러나 스스로 환자를 파악하고 평가하여 치료 계획을 수립하는 과정을 겪어보는 것, 이를 해당 분야 최고의 전문가인 교수님에게 피드백을 받는 경험은 정말 소중하다.

BSP는 SOAP 작성법으로 기록하고 발표한다. SOAP란 Subjective Information, Objective Information, Assessment, Plan의 줄임말로, 체계적인 의료 기록법이다. Subjective Information은 환자 혹은 보호자와 면담하여 얻은 주호소chief complaint(주요 호소 증상), 현재 질병 상태, 과거력, 사회력 등 주관적 정보다. Objective Information은 면담이나 관찰 과정에서 발견하는 객관적인 소견과 검사 결과 등으로, 심박수, 체온, 통증 정도 등이 있다. Assessment에는 앞서 얻은 주관적·객관적 정보를 바탕으로 환자의 문제 목록, 의료진의 추정 impression(진단 추정 결과)을 설정하고, 단기 치료 목표와 장기 치료

목표를 세워서 작성한다. Plan은 말 그대로 치료 계획이다.

BSP를 하는 환자를 배정받으면 환자의 의무기록을 보면서 진단의 첫 시작 시점부터 현재까지 어떤 의료 경과를 거쳐 진료했는지 꼼꼼히 파악해야 한다. CT, MRI 같은 영상검사가 진단에 중요한 역할을 했다면 해당 영상도 모두 살펴보고, 정확한 진단 과정과 경과 관찰 과정을 이해해야 한다. 어느 정도 환자 파악이 끝나면 병동에 찾아가 환자를 직접 면담한다. 필요한 신체 진찰(심음 청진 등)을 진행하여 SOAP의 S와 O를 기록한다. 이후 비슷한 환자들의 사례와 논문을 찾아보며 A와 P를 작성하면 준비가 끝난다. 학생 신분으로 열심히 준비한 내용은 엉터리일 때가 많다. 치료의 방향성을 잘못 잡거나, 환자의 문제 목록을 잘못 작성하거나, 치료 계획이 틀려 많은 피드백을 받는다. 이 과정을 반복하다 보면 조금씩 어렴풋하게나마 환자를 어떻게 봐야 하는지 터득하고, 중요한 정보와 그렇지 않은 정보를 구분할 수 있게 된다. 더불어 전공의 훈련 기간이 왜 몇 년이나 되는지 이해할 수 있다.

외래와 수술

실습 시간의 대부분은 참관이라서 실습생이 실제 뭔가를 해볼 수 있는 기회는 많지 않다. 회진 BSP, 외래 시 예진, 수술 시 스크럽scrub이 실습 시간에 진료 과정에 참여하고 경험해볼 수 있는 대표 활동이다. 여기서는 외래 시 예진과 수술 시 스크럽을 알아보겠다.

외래란 외부에서 온 환자가 병원에서 의사에게 진료를 보는 것을 말한다. 동네 병원에서 진료를 받는 환자와 같다. 외래 환자는 처음 온 초진 환자와 주기적으로 오는 재진 환자로 나뉜다. 이전에 왔던 환자가 다른 증상이나 새로운 질병으로 방문하는 경우 초진 환자로 분류하기도 한다. 대체로 초진 환자는 재진 환자보다 진료 시간이 더 길다. 처음 온 환자에게는 과거 병력이나 수술 이력 등 과거력, 현재 증상, 음주나 흡연 등 사회력, 알레르기 유무 등 질문할 항목이 많기 때문이다. 또한 많은 환자가 1, 2차 병원에서 질병을 진단받아서 오지만, 그렇지 않은 환자들도 있어 길어질 수밖에 없다. 그러나 엄청 바쁘게 돌아가는 대학병원 특성상 모든 초진 환자에게 교수님이 세세한 가족력, 약물 복용력 등을 물어보는 건 현실적으로 힘들다. 이럴 때 인턴이 먼저 환자에게 자세한 과거력과 가족력 등을 물어보고, 그 내용을 정리해서 의무기록에 적어놓는 것을 예진이라고 부른다. 예진을 하면 교수님이 더 효율적으로 진료를 볼 수 있으므로 산부인과를 비롯해 과거력이 중요한 과에서 종종 예진을 한다. 예진은 별도의 예진방에서 진행되며, 인턴의 주 업무다. 특정 과에서는 해당 과의 실습생이 인턴 대신 예진을 하거나 인턴과 나누어서 예진을 한다.

많은 실습생에게 첫 예진은 실제 환자를 처음 대면하는 순간이다. 환자의 진료에 직접 참여하는 것이기에 큰 책임감과 떨림, 기대감을 갖게 된다. 첫 산부인과 예진을 하는 날, 혹시 실수하게 될까 봐 인계장과 산부인과 족보를 몇 번이고 다시 읽었던 기억이 난다. 예진을 할 때는 환자의 주증상(주호소), 증상의 양상, 기간 등 병원을 방문한 이유부터 환자의 과거력, 가족력, 사회력, 약물 복용력, 알레르기 유무 등 진단과 치료에 필요한 내용을 물어본다. 답변 내용을 교수님이 진료할 때 참고하도록 의학적 용어로 정리하고, 의무기록에 작성하면 한 환자의 예진이 끝난다. 예진은 실습활동 가운데 거의 유일하게 스스로 해야 하는 활동이라서 부담이 크다. 그렇지만 환자를 처음으로 대면하는 일이기에 한편으로는 실습생들에게 의미가 큰 활동이다.

수술 참관은 어떤 방식으로 할까? 수술방에서 가장 중요하며, 절대 잊어서 안 되는 점이 무균aseptic 상태를 유지하는 것이다. 환자의 몸 내부가 그대로 노출되므로 감염에 매우 취약하고, 감염이 일어나면 환자의 예후에 치명적일 수 있다. 수술방에 있는 모든 사람이 오염contamination에 굉장히 신경을 쓸 수밖에 없다. 실습생이 조심해야 하는 1순위도 오염시키지 않는 것이다. 수술방에는 무균인 곳과 아닌 곳의 구분이 아주 엄격하다. 의학 드라마를 보면 수술할 때 환자 몸에 파란 천이 덮여 있고, 메스나 수술 도구도 파란색 천으로 덮인 트레이 위에 있다. 파란 천으로 덮인 모든 공간이 무균 장소라고 생각하면 된다. 당연히 수술 가운과 장갑도 무균 상태다. 사람 손은 아무리 깨끗이 씻어도 무균 상태가 아니라고 가정한다. 그래서 실습 전에 가운과 장갑을 무균 상태를 유지하면서 착용하는 연습을 많이 하고, 수술방에서 실수로 손이 닿거나 잠깐 무균 상태가 아닌 곳에 스치기라도 하면 전부 다 벗고 다시 입는다.

실습생은 수술 가운이나 장갑은 끼지 않고, 수술복만 입은 상태에서 참관한다. 수술복은 보통 초록색 반팔 상의와 긴바지이며, 수술방을 돌아다닐 때 입는 옷이다. 실제 수술을 할 때는 그 위에 멸균된 파란 수술 가운을 입는다. 드라마 〈슬기로운 의사생활〉에 흉부외과 교수가 실습생에게 와칸다 포에버 자세를 시킨 다음, 멀찍이 떨어져 수술을 참관하도록 하는 장면이 나온다. 그 정도는 아니지만 수술 가운을 입지 않은 상태는 그야말로 균 덩어리라서 최대한 조심하며 참관해야 한다.

수술은 주로 수술을 집도하는 교수님, 펠로우 선생님, 그리고 수술을 도와주는 전공의, 인턴, 간호사 선생님으로 구성된다. 인원이 부족하거나 학생이 참여할 만한 수술일 경우 "학생 손 씻고 와"라고 하는데, 수술에 참여하라는 말이다. 이를 '스크럽을 선다'고 표현한다. 이때부터 초긴장 상태가 된다. 실습 시작 전 수없이 연습한 손 씻기, 가운 입기, 장갑 끼기이지만 막상 실전 상황에서는 순서를 잊거나 실수로 딴곳에 스쳐 오염을 시키기도 한다. 이러면 처음부터 옷을 다시 입어야 하니 진행되고 있는 수술에 방해된다. 철저한 연습을 거쳐야 할 뿐 아니라 실전에서 정신을 똑바로 차리는 것이 중요하다. 나 역시 첫 스크럽 당시 가운을 두 번이나 갈아입게 되어 간호사 선생님에게 한 소리 들었던 기억이 있다.

무균 상태로 가운을 입고, 장갑을 끼는 데까지 성공했다면 수술에 참여할 시간이다. 수술 과정에 직접 참여한다기보다 대부분 인간 지지대나 인간 전달체 역할을 한다. 집도의가 수술을 잘 하려면 시야 확보가 중요하다. 이를 위해 환자의 피부, 장기, 혈관을 당기고 밀어야 한다. 적절한 힘과 방향으로 당기고 밀어야 하므로 전공의, 인턴 선생님이나 실습생이 한다. 시야 확보가 말처럼 쉬운 일이 아니다. 일단 몇 시간이나 가만히 서 있어야 하고, 최대한 집도의가 편한 자세를 유지하도록 만들어주어야 한다. 몸을 비비 꼬며 이상한 자세로 몇십 분이나 강하게 수술 도구를 당기고 있어야 할 때도 많다. 더욱이 적절한 방향과 세기로 당길 수 있는 기술도 있어야 한다. 아마 실습생들이 가장 지적을 많이 받는 부분일 것이다.

또한 집도의가 원하는 가위나 메스를 간호사 선생님이 전달할 때 스크럽을 서는 사람이 둘 사이에서 전달해주기도 한다. 결국 스크럽을 서는 실습생이 하는 역할은 시야 확보와 수술 도구 전달이 전부다. 그러나 실제 수술에 참여하는 건 남다른 경험이다. 수술방에 있어도 스크럽을 서지 않으면 균 덩어리인 실습생이 가까이서 수술 부위를 보기 쉽지 않다. 본과 1학년 때 카데바로 해부를 공부했다고는 하지만, 살아있는 신체를 접하는 경험은 흥미롭고도 귀중하다. 요즘은 개복수술보다 복강경, 로봇 수술이 늘고 있다. 그렇다 보니 수술 가운을 입고, 수술 도구를 들고 스크럽을 설 기회가 많지 않아 스크럽을 서는 일이 점점 줄고 있다.

이렇게 실습생은 회진에서 BSP, 외래에서 예진, 수술에서 스크럽을 진행하며 의사의 삶을 경험하고 진료에 참여하게 된다. 이 과정에서 본인에게 맞는 과, 본인이 좋아하는 과를 찾아가는 것이 실습이 가지는 진짜 의미다.

과제

실습생은 병원 밖에서도 준비해야 할 게 많다. 무엇보다 과제 준비가 많은 비중을 차지한다. 의학도서관 컴퓨터실에 가면 밤늦은 시간까지 과제를 작성하고 있는 실습생을 볼 수 있다.

실습생은 여러 종류의 과제를 하는데, 실습을 도는 분과에 따라 조금씩 다르다. 제일 자주 하는 과제는 케이스 발표와 저널 발표다. 케이스 발표는 한 명의 환자를 대상으로 병원에 내원하게 된 이유, 현재까지의 조치, 그리고 경우에 따라 추후에 어떤 조치가 필요한지 발표하는 과제다. 케이스 발표를 하려면 해당 환자에 관해 거의 완벽하게 숙지해야 한다. 일반적으로 의무기록부터 살펴본다. 의무기록을 통해 왜 병원에 왔는지, 어떤 경과를 보였는지 같은 굵직한 내용을 파악할 수 있다.

환자를 직접 만나서 문진을 하거나 신체 진찰을 하는 경우도 있다. 아직 임상 경험이 많지 않은 실습생은 이렇게 철저히 준비를 해도 발표에서 교수님으로부터 수많은 점을 지적받는다. 발표를 하고 나면 교수님으로부터 환자의 경과에 관해 왜 그러한 조치를 내렸는지 질문을 받는다. 적절한 대답을 하기 위해서는 방대한 의학적 지식뿐만 아니라 높은 추론 능력이 필요해서 실습생을 당황시키는 질문이다. 발표 내용 말고도 발표 스킬에 대한 피드백을 받을 때도 많다. PPT의 구성, 청중과의 아이 콘택트(눈맞춤), 발음 등을 지적받곤 한다.

저널 발표는 해당 분과의 최신 논문 하나를 가지고 발표하는 형식이다. 산부인과를 돌고 있는 실습생이라면, 저명한 산부인과 학술지에 실린 비교적 최신 논문을 읽고 발표한다. 논문은 주로 해당 분과 교수님이나 전공의 선생님이 정해준다. 보통 10페이지 내외이며, 5분에서 10분가량 발표한다. 10페이지 내외의 논문을 읽는 것이 방대한 양의 의무기록을 확인하는 것보다 쉬워서 케이스 발표보다 덜 부담스럽다. 그렇지만 논문은 본과 1, 2학년 때 배웠던 내용에 더해, 새로운 사실을 밝혀가는 과정을 다양한 연구 방법론을 통해 규명한 자료다 보니 적극적으로 고민하며 읽게 된다. 논문을 읽다 보면 내가 이해한 게 맞을까 하는 생각이 자주 든다(물론 케이스 발표도 비슷한 걱정이 든다!). 가끔 잘못 이해한 내용을 당당하게 발표하는 일도 생기니 더욱 주의 깊게 논문을 읽어야 한다. 다 읽은 후에는 해당 논문의 내용을 정해진 형식에 맞춰 Introduction, Method, Result, Discussion 순서로 정리한다. Introduction(서론)은 이 분야에서 어떤 문제가 있고, 내가 그걸 왜 연구하려고 했는지 설명하는 단계다. Method(방법)는 이 연구(실험)를 어떻게 했는지 자세히 설명하는 부분(누가, 언제, 무엇을, 어떻게)이다. Results(결과)는 연구를 통해 얻은 결과를 있는 그대로 제시하며, Discussion(논의)은 Result에서 제시한 결과를 가지고 의의와 중요한 이유, 다른 연구와의 차별점, 한계점은 무엇인지 등을 설명한다. 해당 논문의 의의 등 실습생의 생각을 함께 발표하라는 교수님도 있어 정확한 형식이 있는 것은 아니다. 저널 발표 역시 발표 스킬을 지적받을 수 있으니 주의해야 한다.

이 밖에도 다양한 과제가 있다. 의무기록을 작성해보기도 하고, 몇 주간의 실습 기간에 배웠던 내용을 총정리하여 수십 페이지 분량의 보고서로 제출해야 하는 과제도 있다. 신경과 실습을 돌 때 접했던 과제가 기억에 남는다. 신경계는 중추신경으로부터 말초신경이 뻗어나가는 형태로 존재한다. 신경은 전선처럼 전기신호를 전달한다. 특정 부위에 문제가 생기면 그 부위 이후로 전기신호가 전달되지 못해 특이 증상과 징후가 나타난다. 이를 이용하여 각종 신경학적 검사를 하고, 병변의 위치를 특정하는 것을 국소화 localization라고 한다. 이 같은 신경학적 검사를 환자에게 한 다음 병변을 직접 국소화하는 것이 과제였다. 신경학적 검사로는 무릎반사, 동공반사 등을 포함하여 다양한 검사가 있다. 그런데 검사의 종류가 광범위할 뿐만 아니라, 적절한 스킬이 없으면 올바른 결과가 나오지 않아 난처하다. 쉬워 보여도 직접 무릎을 두드려 무릎반사를 확인해보면 한 번에 되지 않는 경우가 많다.

이런 과제가 거의 매주 나왔기 때문에 과제를 준비하느라 아주 많은 시간을 썼다. 나의 경우 과제와 실습 일정으로 인해 실습을 도는 동안 평균 수면 시간이 다섯 시간이었다. 그래도 과제를 통해 실제 임상 현장에 이론이 어떻게 적용되는지, 논문을 어떻게 읽는지, 발표를 잘하려면 어떻게 해야 하는지 등을 배울 수 있다. 이런 과정이 한 명의 의사를 만들어가는 게 아닐까?

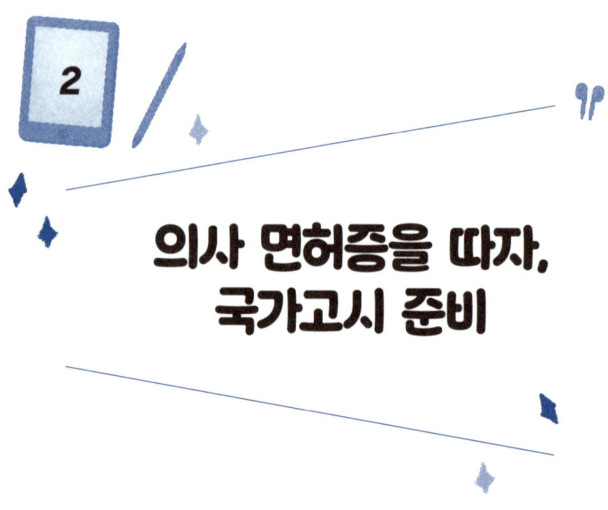

운전자에게 운전면허가 필요하듯이 의료 행위를 하려면 의사 면허증이 필요하다. 의사 면허증은 보건복지부에서 발행하며, 해당 기관에서 면허증 소유자의 업무 능력을 지속적으로 관리한다. 그리고 이 면허를 취득하기 위한 시험이 의사국가고시KMLE, Korea Medical Licensing Examination다.

본과 4학년이 되면 본격적인 의사국가고시(이하 국시)를 준비하기 시작한다. 본과 3학년 때와 동일하게 실습하지만, 3학년 때보다 실습 강도가 낮아서 학기 중에는 실습과 국시 공부를 동시에 한다. 국시는 실기시험과 필기시험으로 나누어 치른다. 실기시험은 본과 4학년 하반기(9~10월), 필기시험은 그다음 해 1월에 본다.

실기시험은 한 명당 총 열 개의 방에 들어가 치른다. 열 개 가운데 아홉 개의 방은 CPX^{Clinical Performance Examination}(임상수행능력평가), 한 개는 OSCE^{Objective Structured Clinical Examination}(객관적 구조화진료시험)다.

CPX는 표준화 환자를 대상으로 응시생이 진료를 보는 형식이다. 각 방에는 특정 질환을 가진 표준화 환자가 있으며, 응시생이 의사가 되어 해당 환자의 진료를 본다. 진료 과정은 크게 문진, 신체 진찰, 치료 계획 설명과 환자 교육으로 이루어져 있다. 문진은 환자가 어떤 증상을 호소하는지 자세히 물어보고, 이를 바탕으로 추가 질문을 하면서 진단해가는 과정이다. 특정 검사를 해야 하는 상황일 때는 'OO검사를 시행하도록 하겠습니다'라고 하면, 표준화 환자가 미리 준비한 해당 검사 결과의 카드를 건네주기도 한다. 이렇게 문진을 통해 의심되는 질병군을 추리고, 최종 진단을 위해 필요한 신체 진찰을 진행한다. 문진과 신체 진찰이 모두 끝나면 응시생은 최종 진단을 내린다. 진단 내용, 치료 계획과 앞으로의 예후 등을 표준의 임상 표현 가운데 환자에게 설명해주는 것으로 하나의 방이 마무리된다.

방 하나당 12분이 주어지며, 시간을 잘 활용하여 제때 진료를 마무리해야 한다. 총 48개의 임상 표현 가운데 아홉 개가 무작위로 출제된다. 임상 표현의 예로는 가슴통증, 가정폭력·성폭력, 객혈, 수면장애, 쉽게 멍이 듦, 어지럼, 월경이상·월경통 등이 있다.

OSCE는 임상 수기 항목으로, 세 가지 상황 가운데 한 상황이 주어지면 응시생은 이에 맞는 수기를 진행해야 한다. 예를 들어 응급처치 항목이 출제되면 방 안에 놓여 있는 모형에 심폐소생술, 제세동, 기도 삽관을 차례대로 수행한다.

필기시험은 1월에 이틀 동안 실시된다. 1일차 1교시에 보건의약관계법규 20문항과 의학총론 60문항, 2교시에는 의학각론1 80문항을 본다. 2일차 3교시에 의학각론2 80문항, 4교시에는 의학각론3 80문항을 본다. 모든 교시는 105분이며, 4교시 동안 총 320문항의 5지선다형 객관식을 풀어야 한다. 각 과목당 취득 점수가 과목별 만점의 40퍼센트 이상이고, 세 과목(의학각론1, 2, 3은 한 과목으로 취급) 취득 점수의 합이 만점의 60퍼센트 이상이면 필기시험에 합격한다.

전국의 의대생이 국시를 준비하는 방법은 거의 같다. 우선 필기시험 준비를 본과 4학년 개강과 함께 시작한다. 주로 마음이 맞는 친한 친구들끼리 4~5명씩 한 조를 이루어 국시스터디를 만들고, 실기시험 전까지 운영한다. 운영 방식은 스터디에 따라 다르다. 보통 20권 정도의 국시 문제집을 함께 풀며 서로 모르는 것을 질문하고, 필기 노트를 공유한다. 대부분의 스터디가 실기시험 전에 국시 문제집을 1회독하므로 1.5주에 한 권가량 보게 된다. 1.5주에 문제집 한 권은 상당한 양이다. 그럼에도 본과 1, 2학년 때 무지막지한 공부량을 경험해서 그런지 본과 4학년은 확실히 여유로운 시기라고 말한다. 필기시험 공부와 학교 실습을 병행하다 보면 어느새 7월이 되고, 실기시험을 접수해야 할 때가 된다. 7월에 시험을 접수하면 8월에 개인별로 실기시험 날짜가 나온다. 즉 사람마다 실기시험 날짜가 다르며, 9~10월 중 무작위로 배정된다. 실기시험 날짜는 스터디 모임원마다 다르므로 7월 말까지 필기스터디를 하고, 그 후로는 각자 필기시험 공부를 하면서 개인별 실기시험 일정에 맞춰 실기시험을 준비한다.

실기시험은 자신과 비슷한 날짜를 배정받은 모임원 한 명과 짝을 이루어 4주간 준비한다. 여러 기출문제와 문제집을 보며 12분의 제한 시간 내에 주어진 것들을 정확하고 신속하게 해내는 연습을 반복한다. 서로가 서로의 표준화 환자가 되어 역할극을 하며 준비하는 방식이라서 실기 파트너가 아주 중요하다. 실기시험을 치르고 11월경 결과가 나오면, 합격자들은 곧바로 필기시험 공부를 한다. 다음 해 1월에 최종 필기시험을 이틀간 치르면 긴 여정이 끝난다.

국시 합격률은 한국뿐 아니라 미국, 일본 같은 나라도 90퍼센트가 넘는다. 원칙적으로 한정된 인원을 상대평가로 뽑는 것이 아니라, 의사가 될 자격이 있는 사람인지를 가려내는 것이기에 절대평가를 적용한다. 다시 말해 일정 기준을 충족하면 무조건 합격할 수 있다. 다만 국시 합격 여부는 절대평가지만, 결과는 상대평가를 한 등급이 나온다. 따라서 원하는 병원이나 특정 분과를 가고

싶은 사람은 높은 성적을 받기 위해서라도 일단 열심히 공부해야
한다.

국시는 6년간의 오랜 의과대학 생활과 그동안 치렀던 수많은
시험의 마침표를 찍는 시험이다. 시험에 합격해 일반의 면허증을
받으면 개원하여 진료를 볼 수 있는 자격을 얻는다. 바로 개원하는
사람도 있으나, 대부분은 임상 경험과 전문의 자격증을 취득하기
위해 대학병원 인턴을 지원한다. 이제부터 이들은 의대생이 아니
라 의사로서의 삶을 살아가게 된다.

개인의 능력을 향상시키는 특성화선택과정

특성화선택과정은 많은 의대생이 기대하는 학사일정이다. 특성화선택과정을 통해 자신이 원하는 분과의 임상 실습을 돌 수도 있고, 학교나 외부 시설로 가서 원하는 교육을 받을 수도 있다. 특성화선택과정을 마치면 해당 과정에 대한 보고서를 작성해야 한다. 그렇지만 비교적 간단한 형식이라서 정말 하고 싶은 것을 부담 없이 즐겁게 경험할 수 있다. 심지어는 외국에 나가 의료봉사를 할 수도 있다! 참고로 아주대학교 의과대학 등에도 연세대학교 의과대학의 특성화선택과정과 비슷한 학사일정이 존재한다.

연세대학교 의과대학의 특성화선택과정은 학생의 다양화, 특성화, 개성화를 위해 6주간 진행된다. 학생 개개인이 가진 능력을 개발하도록 돕고, 의사로서 다양한 분야에 대한 이해도를 높여간다. 이 과정은 교내 실습, 연구 심화, 외부기관 실습으로 구성되어 있다. 교내 실습은 기초계열과 임상계열로 나뉜다. 외부기관 실습은 국내 외부기관, 해외 외부기관, 공공의료 및 의료법, 의료선교 및 의료봉사로 나뉜다.

교내 실습은 대학교 안에서 실습을 진행한다. 대학병원에서 본인이 원하는 분과의 임상 실습을 돌 수도 있고, 자신이 관심을 가진 분야의 연구를 경험해볼 수도 있다. 이 밖에 의공학, 법의학처럼 평소 제대로 접하기 힘든 분야의 경험을 쌓을 수 있다. 예컨대 의생명시스템정보학교실의 교수님에게 연락하여 머신러닝에 관한 이론 공부를 하고, 코딩을 해서 의학 모델을 얻는 과정을 해볼 수 있다. 행정적 절차가 간편하고 익숙한 환경에서 실습을 할 수 있어 외부기관 실습과 더불어 인기가 많다.

연구 심화는 연구에 특화된 경우다. 임상 실습 기간에 앞서 6주를 더하여 총 12주간 진행된다. 의학과 3학년까지 연구와 관련된 선택과목을 충분히 이수하여 자격을 갖추면 신청할 수 있다. 12주간 연구에 매진할 수 있다는 장점이 있다. 그러나 정규 임상 실습 기간에 영향이 간다는 점, 선이수과목을 들어야 해서 쉽게 듣기 어렵다는 점, 그리고 교내 실습으로도 연구를 할 수 있다는 점 때문에 신청 학생이 많지는 않다.

외부기관 실습은 소속 대학교가 아닌 외부기관에서 하며, 국내 실습과 해외 실습이 있다. 국내 실습은 다른 대학병원에서 임상 실습을 하면서 다른 병원은 어떤지 경험할 수 있다. 법무법인이나 법원에 가서 의료법을 공부할 수도 있다. 해외 실습은 해외의 유명 병원에서 실습을 하거나 개발도상국에서 의료봉사를 한다. 외국의 의료 현장을 경험하는 동시에 해외에서의 삶을 체험할 수 있다는 장점 덕분에 많은 학생의 관심을 받고 있다. 연세대학교 의과대학은 아시아 주요 의과대학들과 교류 협약을 맺고 있다. 일본, 중국 등으로 특성화 실습을 나가면 일정 부분 금전적 지원을 해준다. 교류 협약을 맺은 의과대학을 제외하고는 학생 개인이 비행기부터 숙소까지 비용을 모두 부담해야 한다. 더욱이 외국 병원의 교수님에게 연락하여 실습 승인도 직접 받아야 한다. 따라서 미국이나 유럽으로 실습을 나가는 일이 쉽지는 않다.

실제 특성화선택과정의 사례를 살펴보면서 자세히 알아보자. 학생 A는 미국의 유명 병원인 필라델피아 어린이병원에서 실습하고 싶었다. 다행히 해당 병원에는 의과대학을 졸업한 동문 교수님이 있다. A는 4월 즈음 교수님에게 특성화선택과정을 희망한다고 연락했고, 교수님의 허락을 받았다. 동시에 여러 복잡한 행정 절차를 밟아 필라델피아 어린이병원에서 참관할 수 있는 자격인 옵저버십observership을 받았다. 이제 A는 해당 기간에 필라델피아 어린이병원에서 실습만 하면 된다. A는 12월에 미국 필라델피아로 이동하여 1월 초부터 4주 동안 교수님과 함께 외래 및 시술 참관 등을 진행했다. 실습 외 시간에는 함께 온 동기들과 미국 이곳저곳을 돌아다니며 뜻깊은 추억을 쌓았다.

인공지능에 큰 흥미를 느낀 학생 B는 연세대학교 의생명시스템정보학교실에서 실습을 희망했다. B는 7월 즈음 의생명시스템정보학교실 교수님에게 연락해 특성화선택과정 참여 허락을 받았다. B는 교내 실습이므로 A처럼 별도의 자격을 얻을 필요가 없고, 행정 절차도 매우 간단한 편이다. B는 특성화선택과정의 모든 기간을 해당 기관에서 보내기로 했다. B는 1월 초부터 6주간 실습을 진행하는 동안 교과서를 바탕으로 인공지능의 원리와 실제를 공부했다. 또 코딩을 해서 피부 사진을 보고 구체적인 질병을 진단할 수 있는 인공지능 프로그램을 만들기도 했다. 교수님과 함께 학회에도 참석하여 상당한 인공지능 역량을 쌓았다.

특성화선택과정은 학교와 병원을 떠나 색다른 경험을 자율적으로 쌓을 수 있다는 점에서 의대생의 사랑을 받고 있다. 의과대학 진학에 관심 있으나, 획일화된 교육을 받다 보면 자신이 원하는 분야를 공부하지 못할 것 같아 걱정할 수도 있다. 특성화선택과정을 통해 자신이 평소 관심을 가지던 주제와 의학을 융합하는 방법을 생각해보면 좋겠다. 자신만의 독창적인 길을 찾아 나아갈 수도 있을 것이다.

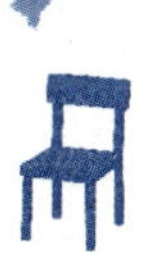

4

장

의대생도

연구를 한다

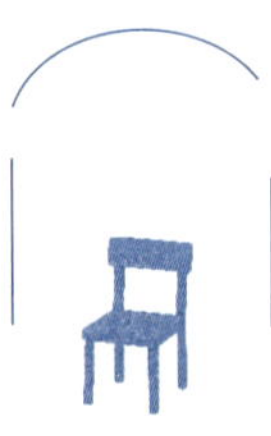

의대생도 연구를 한다고? 이 사실이 의아하게 느껴질 수도 있다. 의사라고 하면 두꺼운 전공 서적이 빼곡하게 채워진 책장 앞에 앉아서 진료하는 모습, 또는 수술방에서 집도하는 모습을 떠올리기 때문이다. 의대생에게도 일차적으로 가장 중요한 것은 연구보다 이론 수업과 실습을 하며 의학 지식을 쌓는 것이다.

연구는 기본적으로 의사 하면 떠오르는 모습과 어울리지 않는다고 느껴질 수도 있다. 연구가 새로운 지식을 향한 도전과 개척이라면, 환자의 생명을 다루는 의학은 과거에 이미 다져진 지식을 적용하는 신중함이 더 어울린다. 이 또한 맞는 말이다. 의학에서는 충분히 검증되었고, 현재 적용할 수 있는 방법들 가운데 가장 좋다고 믿는 진단이나 치료 방법을 골드 스탠다드gold standard라고 하여 아주 중요하게 여긴다. 또한 사람의 생명을 다루는 일이라서 의학에서의 연구는 엄격한 윤리적 기준이 적용되다 보니 제약이 생긴다.

그런데 오히려 의학에 관한 신뢰를 유지하고, 의학이 더 발전하려면 의사의 연구가 반드시 필요하다. 이에 따라 의대생도 연구 역량 관련 교육을 받는다. 연구와 의학의 관계는 현대 의학의 뿌리 가운데 하나이자, 여전히 현장에서도 중시되는 근거중심의학을 통해 살펴볼 수 있다. 근거중심의학이란 지금 시점에서 가장 좋은 과학적 연구 결과를 바탕으로 환자의 치료 방법을 결정하는 것을 강조하는 방법론이다. 새로운 약물이나 수술 방법의 효과와 안전성을 검증함으로써 실제 환자에게 적용하는 근거가 되는 임상시험이 대표적인 예다. 근거중심의학은 임상적 판단의 근거를 전공 서적 속 내용으로 한정 짓지 않고, 과학적 방법으로 수행된 최신 연구도 근거로 삼는다. 다시 말해 발전된 최신 의학 지식을 환자의 치료에 반영하는 유연성을 가지고 있으면서, 새로운 지식의 타당성을 엄격하게 확인하는 신중함까지 지켜낸다.

의사와 의대생의 연구는 방법론적으로는 다른 분야의 연구와 비슷하다. 그러나 환자의 진료에 적용하는 것이 최종 목적이므로 방향성이 달라질 때가 많다. 의대생도 연구를 할 때는 과학적 방법과 논리적 사고를 배워야 한다. 의대생이 임상 교수님의 지도를 받아 연구를 수행하면 환자에게 좀 더 가까이 다가갈 수 있다. 임상 교수님의 지도 아래 환자들의 흉부 엑스선검사 이미지를 활용하여 병을 진단하는 인공지능 모델 개발 프로젝트에 참여할 수 있다. 환자의 전자의무기록 정보를 가지고 통계 분석을 실시하여 병의 위험인자를 탐색할 수도 있다. 또한 환자들의 생검 샘플로 특정한 병이나 특정 환자군에 적합한 신약후보물질을 발굴하는 약물 스크리닝screening을 할 수도 있다. 이처럼 의대생도 현장에서 병을 진단하고 치료하는 데 중요한 질문을 배우고, 환자의 데이터와 환자의 샘플을 활용하여 답을 찾는 연구에 참여할 수 있다.

모든 의대생의 연구가 반드시 임상 교수님의 지도 아래 이루어지는 것은 아니다. 연세대학교 의과대학의 교수진 소속은 크게 기초의학교실, 임상의학교실, 인문의학교실로 구분된다. 기초의학교실 교수님 가운데는 임상에 참여하지 않는 분도 있다. 질병과 치료의 기전을 파헤치고 싶거나 의학공학에 관심 있는 의대생은 환자 진료보다 기초연구에 몰두하는 기초의학교실 교수님의 지도를 받을 수도 있다. 의대생은 질병의 진단과 치료에 접근하는 방법은 다르지만, 환자를 더욱 이롭게 하고자 하는 공통의 목표를 가진 의과대학 교수님들로부터 연구를 배워간다.

연세대학교 의과대학은 다양한 필수·선택 프로그램을 활용하여 연구에 필요한 역량 교육을 하고 있다. 이전에도 의대생의 연구를 장려하고 적극적으로 지원해왔으나, 최근 들어 더욱 강조하고 있다. 그동안 학교는 연구계획서를 제출할 때 심사 후 연구비를 지원하는 프로그램과 연구 성과를 공유하는 연세대학교 의과대학 학생 학술제를 해왔다. 이제 더 나아가 교육과정이 개편되어 본과 때 연구 집중 학기가 편성됐다.

요즘 의생명과학 연구의 중요성이 더욱 두드러지고 있지만, 의사가 되고 싶은 의대생에게 연구 관련 역량은 최신 트렌드와 상관없이 중요하다. 꾸준히 논문을 읽고 학회에 참석하면서 최신 연구 결과를 파악하고, 이를 환자의 진료에 어떻게 적용할 수 있을지 고민해야 한다. 진료를 바탕으로 쌓인 환자 정보를 분석하여 다른 사람들과 공유할 수 있는 의학 지식으로 정리하는 것, 새로운 치료법에 대해 임상시험을 실시하는 것 역시 의사가 하는 일에 속한다.

의학과 연구는 매우 밀접하다. 의사가 되기 위해서는 의과대학의 교육과정에서 전공 지식 학습과 실습이 최우선이지만, 연구도 의대생의 교육에서 중요한 축을 이룬다.

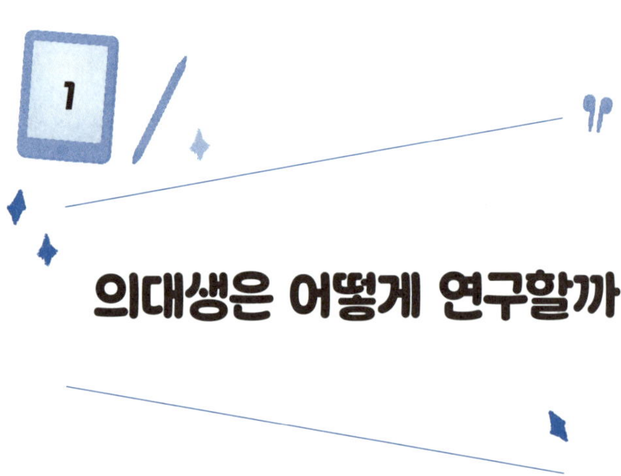

의대생은 어떻게 연구할까

환자의 진료와 마찬가지로 연구도 명시적이고 암묵적인 지식을 아우르는 역량이다. 연구는 책에 적힌 명시적(이론적) 지식으로만 하는 게 아니다. 몸으로 겪고 직관적으로 알아야 하는 암묵적 지식도 필요하다. 의대생이 교과서의 이론을 배운 다음 실습으로 병원 현장을 배우듯이, 연구도 강의실 밖에서의 경험과 학습이 중요하다. 연세대학교 의과대학에서는 의대생이 연구를 경험할 수 있는 수업을 진행하고, 연구에 관심을 가지고 더 배우고 싶어 하는 의대생에게 연구실 인턴십과 연구멘토링을 제공한다.

학교에서 제공하는 프로그램에 참여할지, 참여한다면 어떻게 활용할지 결정하는 일은 의대생의 몫이다. 본과 공부 때문에 바쁜 의대생은 자신의 목표와 상황에 맞게 연구를 할지 아니면 다른 활동을 할지, 만약 연구를 선택한다면 시간을 얼마나 투자할지 스스로 결정한다. 또한 연구는 구체적인 관심사에 따라 수많은 방향이 있으므로 획일화된 교육과정으로 배우기 어렵다. 연구 역량을 기르는 과정에는 정답도 정해진 길도 없다. 연구를 하기로 결심했다면 로드맵을 스스로 구성하는 능력이 가장 중요하다. 의대생은 한정된 시간을 어떻게 사용할지 고민하며 신중하게 로드맵을 그린다.

로드맵 작성을 시작하는 의대생은 연구 주제 선택 및 이와 바로 연결되는 연구실을 선택해야 하는 고민에 빠진다. 예전부터 관심 있었던 연구 분야가 있다면 이 과정이 쉽겠지만, 본과의 임상의학 과목을 아직 배우지 않은 예과 학생은 혼란스러울 수 있다. 이때는 상대적으로 여유로운 예과 기간을 활용하여 본격적으로 로드맵을 그리기 전에 사전답사를 할 수 있다. 예과 때 의대 전공선택과목과 다른 과의 전공과목을 들으면서 생화학, 통계, 인공지능 등 다양한 학문을 탐색할 수 있다. 또는 방학 기간에 전일제 인턴십에 참여하여 다양한 연구실과 연구 분야를 경험할 수도 있다. 의대생은 자신의 연구 관심사를 찾기 위해 임상의학의 세부 분과 가운데 고민하고, 연구의 방법론과 관점까지 생각해본다.

연구실은 연구 방법에 따라 윗랩wet lab과 드라이랩dry lab으로 나뉜다. 윗랩은 세포주cell line, 쥐와 같은 실험동물, 인체 유래물 등을 활용한 실험과 분자생물학적 분석(PCR, 웨스턴 블랏 등)을 할 수 있는 시설을 갖춘 실험실이다. 반면 드라이랩은 데이터 분석과 컴퓨터 시뮬레이션을 하는 연구실이다. 대부분은 실험과 데이터 분석을 병행하지만, 어느 쪽으로 더 깊이 파고들지 결정하는 것은 나만의 로드맵을 계획할 때 도움이 된다. 백신의 효능을 평가하는 동물실험에 관심 있으면 일단은 간단한 통계 분석 정도만 익히고, 백신과 관련된 면역학 공부를 먼저 하는 게 좋다. 딥러닝 모델을 활용한 초음파, CT, MRI 등 의료 영상 분석에 집중하고 싶은 사람은 분자생물학 실험 방법보다 컴퓨터 비전 관련 이론을 공부하는 게 유리하다.

연구 관점은 임상의학 분야와 연구 방법을 선택한 다음에 마주하는 갈림길이다. 종양내과의 드라이랩 연구 쪽으로 방향을 잡았더라도, 연구의 관점에 따라 공부해야 할 내용과 필요한 역량이 달라진다. 이 경우 적어도 세 가지 선택지가 있다. 생리적 관점으로는 임상시험 데이터로 통계 분석을 실시하여 새로운 항암제의 효과를 평가할 수 있다. 기전적 관점으로는 생명정보학적 분석을 통해 특정 암의 발병 위험을 높이는 유전자변이를 발굴할 수 있다. 생리적 관점과 기전적 관점을 합친 혼합적 관점으로 환자의 유전자변이가 특정 항암제에 대한 긍정적 반응 여부에 어떤 영향을 주는지 찾을 수 있다.

연구하는 의대생은 인턴십을 하면서 실제 연구자들이 어떤 연구를 하는지 배우며, 작고 단순한 작업을 시작으로 어떤 역량의 학습이 중요한지 알아간다. 연구실을 장기적으로 다니게 될 경우, 연구에 더 적극적으로 참여하면서 본격적으로 자신이 찾은 길을 걷기 시작한다. 필요한 지식을 쌓기 위해 꾸준히 강의를 듣고, 교과서와 논문 등을 공부하고, 연구실 사람들과 세미나 혹은 심포지엄에 참석하면서 해당 분야의 최신 트렌드를 파악하기 위해 노력해야 한다.

연세대학교 의과대학에서는 각종 연구멘토링 과목을 운영하고 있다. 의대생이 자신만의 연구를 계획하고 진행하면서 자신의 길을 개척하는 경험을 장려하기 위해서다. 예과 전공선택과목인 '초심자를 위한 연구멘토링'과 본과 필수과목인 '연구멘토링'에서는 교수님의 지도 아래 연구 주제를 정하고 문헌 조사를 해서 발표한다. 그리고 연구계획서의 형태로 연구 배경, 가설, 연구 방법 등을 정리한다. 본과 선택과목인 '심화연구멘토링'에서는 연구멘토링 과정 당시 작성한 연구계획서를 바탕으로 연구를 하고 결과보고서를 완성한다. 자신의 연구 결과로 논문을 작성하거나, 학술대회에서 발표하는 것을 목표로 연구심화과정에 참여할 수도 있다.

의대생은 다양한 경험을 통해 자신의 관심 분야를 좁힌다. 이후 장기적인 연구실 인턴십이나 연구멘토링을 통해 그 길을 걸으며 자신의 연구 역량을 갈고 닦는 것으로 이루어진다. 연구 분야,

주제, 상황에 따라 공부해야 할 내용이 천차만별이다. 더욱이 연구는 정형화된 평가 기준이 없기에 적극적으로 나에게 필요한 공부를 찾아서 해야 한다. 스스로 길을 개척한다는 것은 많은 시행착오를 겪게 된다는 뜻이기도 하다. 그렇지만 본인의 상황에 맞게 조절할 수 있기 때문에 많은 의대생이 학업과 함께 연구 활동을 하고 있다.

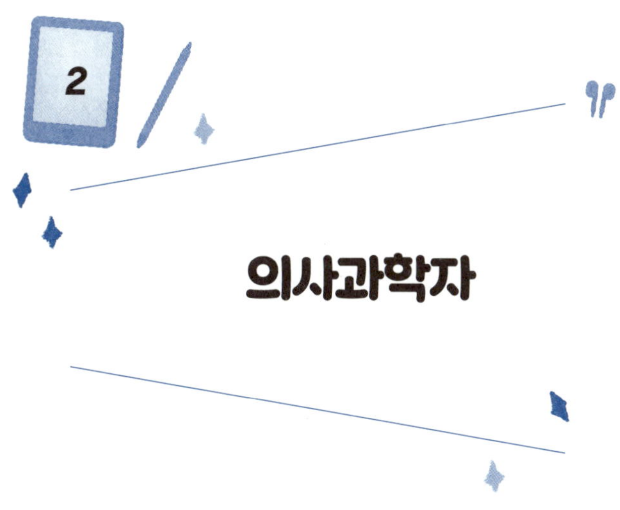

의사과학자

의사과학자가 새로운 직업, 활동 분야로 떠오르고 있다. 각종 정부 정책에서도 쉽게 볼 수 있으니 한 번쯤 들어본 사람도 있을 것이다. 그런데 의사면 의사고, 과학자면 과학자라고 하지 왜 의사과학자일까?

환자를 진료하면서 기초연구를 함께하는 의사를 의사과학자라고 한다. 전일제 대학원 과정을 거쳐 박사학위Ph. D를 딴 의사MD, Medical Doctor(의학사의 학위이며, 의사 면허는 따로 발급)가 의사과학자에 해당하며, MD-Ph. D라고 부르기도 한다. 기초연구는 임상연구와 다르다. 기초연구는 연구실에서 직접 세포, 조직, 동물 등을 이용해 연구하거나 컴퓨터를 활용해 인공지능 모델을 연구하는 것이다. 반면 임상연구는 직접 환자를 보며 특정 치료를 받았을 때 환자의 예후가 어떻게 변화하는지 연구하는 것이다. 기초연구는 연구실에서, 임상연구는 병원에서 진행된다고 볼 수도 있다.

의사과학자가 되어가는 과정을 의사 홍길동의 예시로 알아보자. 홍길동은 내과 전공의 2년차다. 홍길동은 병원에서 진료하다가 어떤 병 A를 앓고 있는 환자에게 치료 B를 했을 때 치료 C를 함께하면 예후가 나아지는 것을 발견했다. 홍길동은 김철수 교수에게 보고하여 김철수 교수와 함께 임상연구를 했고, 앞서 발견한 내용이 사실임을 입증했다.

홍길동은 의문이 생겼다. 왜 A를 앓고 있는 환자에게 B와 C를 함께 처치하면 예후가 개선될까? 현상의 원리에 대한 의문이 생긴 것이다. 이런 의문은 임상연구만으로 해결할 수 없다. 세포와 동물 수준에서 다양한 실험을 수행해야 과학적 원리를 규명할 수 있다. 홍길동은 아직 기초연구를 직접 수행할 만큼 충분한 역량이 없으므로 김철수 교수에게 상담을 받았다. 교수는 "내과 수련을 마치고 전일제 박사 과정을 하는 것은 어떠니?"라고 제안했다. 대학원에서 수년간 연구하면서 기초연구 역량을 기를 수 있기 때문이다. 마침 학교와 국가에서 진행하는 지원 사업이 있다는 것을 알게 된 홍길동은 전일제 대학원 과정에 들어갔고, 5년간 대학원 생활을 한 후 논문을 성공적으로 작성하여 박사학위를 땄다.

오랜 시간이 흘러 홍길동은 의과대학 교수가 되었다. 홍길동

교수는 직접 연구실을 마련하여 연구진들과 함께 다양한 실험을 진행하고 있다. 일주일 중 2일은 진료, 3일은 연구를 하며 진료와 연구를 병행하고 있다. 임상에서 얻은 다양한 의문점에 관해 직접 연구를 할 수 있어 좋은 논문을 많이 발표할 수 있었다. 또한 기초 분야에 대한 이해도가 높아서 기초 분야를 전문적으로 하는 다른 연구진과도 효율적으로 협업할 수 있었다.

의사과학자는 아주 매력적인 존재다. 국제적으로도 의사과학자의 중요성이 커지고 있다. 특히 미국에서 노벨 생리의학상을 받은 사람 가운데 MD-Ph. D가 MD보다 훨씬 더 많다는 점도 이를 뒷받침한다. 우리나라도 학교와 정부 차원에서 의사과학자 지원에 힘쓰고 있다. 연세대학교 의과대학은 학부생 때부터 의사, 최종적으로 의사과학자가 될 때까지 모든 과정을 지원하는 전주기적 양성 과정이 있다. 이 과정에 들어온 학생들에게는 장학금, 연구실 경험, 학회 활동 등을 지원한다.

우리나라는 풀어야 할 숙제도 많다. 남성은 병역 문제 때문에 의사과학자가 되기까지 너무 오랜 기간이 걸린다는 점, 의사과학자가 되어도 의료 현장의 환경이 나빠서 연구를 병행하기 어렵다는 점 등이다. 의사과학자에 대한 관심이 커지고 있지만, 아직 많은 의과대학의 환경은 그닥 좋지 않다. 다행히 많은 사람이 이 문제에 대해 공감하고 있으며, 조금씩 환경이 나아지고 있다.

5

장

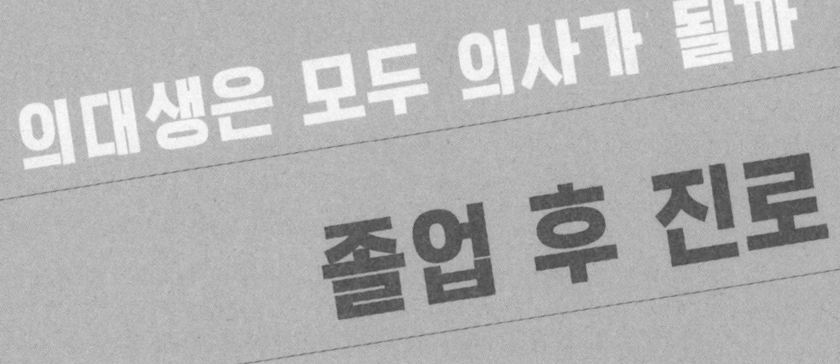

의대생은 모두 의사가 될까
졸업 후 진로

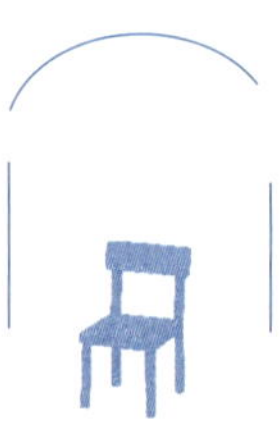

‘의과대학을 졸업하면 의사가 된다’ ‘의대생은 예비 의사다’ 같은 표현은 반만 진실이다. 의사가 되기 위해서는 의과대학을 졸업하고 면허를 취득해야 하지만, 의대생의 미래 진로는 절대 한정적이지 않다. 물론 의과대학에서는 임상의사라는 직업을 염두에 두고 특화된 훈련을 한다. 그러나 모든 전공과 마찬가지로 의학도 갈림길에서 자신의 판단에 따라 얼마든지 가지치기를 할 수 있다.

모든 의대생이 공통적으로 선택의 기로에 선다. 의과대학을 졸업한 후 대학병원에서 인턴을 할지 결정해야 한다. 전문의가 되기 위해 대학병원에서 수련하기로 결정한 인턴도 개인의 적성에 따라 어느 과에서 레지던트를 할지 선택해야 한다. 그래서 같은 대학병원 의사라도 꽤 다른 삶이 펼쳐진다.

의대생이 선택할 수 있는 진로가 병원만은 아니다. 의과대학 또는 그 후의 수련을 통해 쌓은 개인의 역량으로 연구소나 회사에서 일할 수도 있다. 개인의 관심과 노력에 따라 의대생과 의사도 자신만의 독자적인 진로를 구성할 수 있다.

그렇다면 의사는 어떻게 다른 분야로 진출해 활약할까? 그리고 다른 분야에서 일하는 의사는 해당 분야의 전공자들과 어떤 차이가 있을까? 의대생에게 진로 상담을 해주는 멘토들은 입을 모아 의학과 의료에 대한 이해를 장점으로 꼽는다. 너무 당연한 말이기도 하다. 의학은 이론과 실제 사이의 틈이 커서 그만큼 임상 경험이 귀중하다. 한 가지 예로 보건 정책이나 병원 운영과 관련된 자문에는 의료 체계와 병원이 어떤 식으로 운영되는지 현장에서 지켜본 의사가 필요하다. 또한 의사는 의학과 의료라는 세상에 발을 걸쳤기 때문에 다른 분야와 이어주는 다리 역할도 할 수 있어 수많은 가능성이 열린다.

의사로서의 교육과 훈련을 받으면 의학과 의료에 대한 이해는 누구나 쌓을 수 있다. 따라서 의사의 다양한 진로에서 가장 중요한 것은, 이를 활용할 수 있는 자신만의 커리어를 설계하는 역량이다. 의대생들의 주체적인 진로 탐색을 돕기 위해 연세대학교 의과대학에서는 '진로 멘토링 워크숍' 같은 프로그램을 운영하고 있다. 다양한 진로를 택한 선배들의 강의를 들으면서 여러 가지 가능

성을 알아보고, 멘토와 질의응답을 하며 구체적인 조언을 받기도
한다.

이때 공통적으로 나오는 조언이 다양한 경험의 중요성이다. 직
접 겪어보며 자신에게 무엇이 맞고, 무엇이 안 맞는지 알아보는 게
중요하다는 말이다. 의사를 기르는 게 1차 목표인 의과대학에서도
구체적인 진로 방향에는 정답이 없다. 멘토들은 특히 상대적으로
학업 부담이 적고 여유로운 예과 학생들에게 여러 가지를 겪어보
라고 권한다. 의과대학에서 예과 2년, 본과 4년으로 구성된 교육
과정을 채택한 이유도 이와 통한다.

의사의 진로는 의대생이 정규수업 또는 학교 활동으로 배우는
범위를 뛰어넘는다. 개인의 선택이 쌓이고 쌓일수록 의사로서의
경력도 수없이 나뉘고 변화한다. 5장에서는 의학에서 개인의 능동
적 자세와 노력이 빛을 발할 수 있는 순간들을 살펴보며, 긴 여정
의 시작에서 애쓰는 의대생들의 모습을 떠올렸으면 한다.

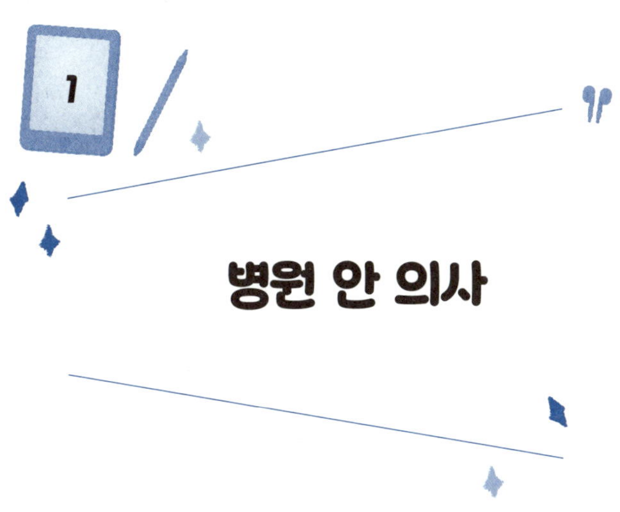

병원 안 의사

대부분의 의대생은 졸업 후 병원에서 근무하며 환자를 진료한다. 대학병원에서 전공의로 일하는 기간은 특정 과의 전문의 자격을 취득하기 위한 교육 기간이기도 하다. 이처럼 많은 의대생이 병원에서 훈련을 받거나 본격적으로 의사로서 일하게 된다.

병원 안 의사의 진로를 살펴보려면 먼저 우리나라의 병원 체계가 어떻게 되어 있는지 알아야 한다. 1차 의료기관은 의원, 2차 및 3차 의료기관은 병원이다. 각 단계를 구분하는 기준은 규모다. 의원은 병상 수가 30개 미만으로 입원보다 통원 위주로 진료한다. 종합병원은 병상 수가 더 많고 진료 과목도 더 다양하다. 대학병원이 포함되는 3차 의료기관은 병상 수가 500개를 넘고, 전문의를 보유한 진료 과목이 20개 이상이며, 상당히 어려운 치료를 수행하기에 알맞은 시설을 갖추고 있다. 중증질환처럼 복잡한 치료가 필요한 환자는 적합한 3차 의료기관으로 넘어가고, 경증질환과 일상적 진료는 1차 및 2차 의료기관에서 담당하므로 의료 자원이 효율적으로 나뉜다.

의과대학을 졸업한 후 대학병원에서 전문의가 되는 과정을 밟지 않고, 면허를 취득하고 일반의로서 바로 개원의로 활동하는 의사도 있다. 또한 특정 과의 전문의가 되어 이비인후과의원, 내과의원, 정형외과의원 등을 개원하는 경로를 따르기도 한다. 이렇게 지역 곳곳에 있는 개인 병원은 환자가 처음 마주하는 의료 전달 체계의 문턱 역할을 한다. 개인 병원에서 보는 진료는 1차 의료로서 경증을 신속하게 진단하여 치료하고, 심각한 질환일 때는 상급병원으로 연결해준다. 예방접종, 간단한 건강검진 등도 빠르고 편리하게 진행한다. 이처럼 개원의는 주로 특정 지역 사람들을 대상으로 진료를 보면서, 독립적인 기관인 개인 병원을 운영하고 관리하는 업무를 함께한다.

대학병원에서 근무하는 의사는 또 다른 일을 담당한다. 개인 병원과 구별되는 대학병원의 큰 특징 가운데 하나는 환자 케이스(사례)가 많다는 것이다. 의료 전달 체계에 따라 중증에 치료가 복잡한 환자들이 찾아오기 때문에 개인 병원에서는 접하기 힘든 희귀질환 환자가 많다. 입원 치료나 장기 치료가 필요한 중증 환자들이다.

　대학병원은 임상 의사의 경력에 중요하다. 전공의는 대학병원에 있는 다양한 환자의 진료에 참여하면서 병을 진단하고, 적절한 치료 계획을 수립하는 것을 연습한다. 어렵고 복잡한 수술, 의료 영상을 판독하는 방법 등 특정 임상과에서의 전문의 자격을 갖기 위해 필요한 실전 기법도 배운다. 각 분야에서 고도의 전문성을 갖춘 임상 교수는 대학병원에서 중증 환자들의 치료를 총괄한다. 또한 대학병원의 시설과 환경을 활용하여 임상시험을 이끌기도 한다. 전문의 자격을 취득한 후 임상 교수가 되기 위해 추가 훈련을 받는 전임의는 대학병원에서 임상 역량과 연구 역량을 기른다. 병리과나 영상의학과처럼 과의 특성상 개원이 어려운 과의 전문의는 대학병원에서 월급을 받는 봉직의로 근무하기도 한다.

　진료가 주 업무인 임상 의사는 의료 전달 체계의 다양한 지점에 위치하는 병원에서 활약한다. 환자에게 필요한 치료를 효율적으로 제공하고, 의사를 양성하고, 의학 지식을 발전시켜간다. 진료를 하지 않을 때는 연수를 하거나 학회 활동 등에 참여하여 더 나은 진단 방법과 치료 방법을 서로 공유한다. 이처럼 임상 의사는 하나의 시스템을 이루면서 의료계의 발전을 위해 노력한다.

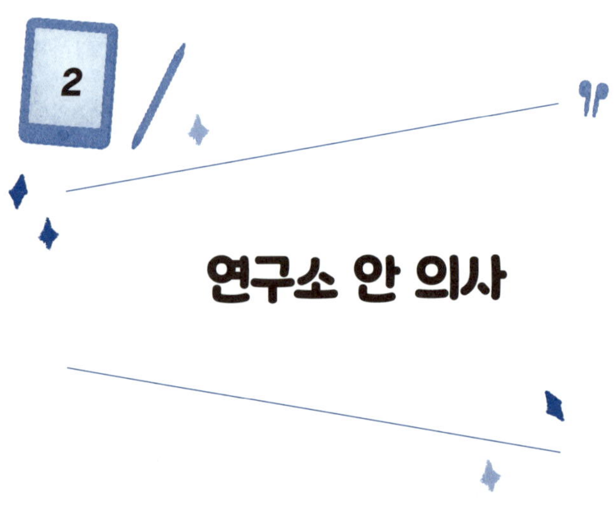

연구소 안 의사

연구는 의과대학을 졸업한 후의 진로에도 의미가 있다. 의과대학을 졸업한 후 진료를 보지 않고 오직 기초연구에 전념하는 교수님도 있고, 환자와 대면하면서 연구실을 운영하는 임상의학 교수님도 있다.

최근에는 중개연구가 활발하게 진행되고 있다. 기초생물학의 연구 결과를 질병을 치료하는 데 적용하거나, 임상 현장에서 관찰한 결과를 가이드라인이나 보건정책으로 옮기는 번역 과정이다. 중개연구의 중요한 특징 가운데 하나는 다학제적이라는 것이다. 예를 들어 연구실의 실험대bench에서 발견한 내용을 병상bedside에서의 환자 치료로 연결하는 벤치 투 베드사이드bench-to-bedside 접근이 있다. 새로운 치료법을 개발하기 위해 생물학, 화학, 약학, 공학 등 다양한 분야를 융합해야 한다.

의생명과학 논문은 저자 정보와 함께 저자 소속까지 확인할 수 있다. 소속 목록에 대학교나 독립적인 연구소뿐만 아니라 hospital 또는 medical center가 적힌 경우를 자주 볼 수 있다. 병원 소속이라고 해서 반드시 의사는 아니다. 의생명과학 분야는 아주 다양한 전공과 배경의 연구자들이 함께 고군분투하고 있다. 의사는 기초 분야에서 의사로서의 지식과 관점을 활용하되, 기초 생물학적 성격이 강한 연구를 한다.

의생명과학 논문의 공동 연구자 가운데 병원 소속이 많은 이유는 인체 샘플과 환자 데이터를 얻을 수 있기 때문이다. 그 과정에서 엄격한 윤리 규정을 준수하고 심의를 거쳐야 하지만, 대학병원에서 모은 샘플과 데이터는 연구에서 중요한 자료로 사용된다. 기초연구는 체외에서 배양하는 세포를 대상으로 하는 인비트로 *in vitro* 실험, 쥐 같은 동물 모델을 이용하는 인비보 *in vivo* 실험 등을 많이 하지만, 치료에 적용하려면 인체에서도 같은 연구 결과가 재현되는지 확인해야 한다. 배양된 세포나 실험동물에서 확인한 기전이 사람의 질환에 어떤 시사점을 줄 수 있는지 환자 데이터를 활용하여 탐색할 수 있다. 이 과정에서 환자로부터 얻은 샘플과 데이터에 대한 접근성과 이해도가 높은 의사가 다른 연구자들과 협력하는 경우가 많다. 공동연구는 아니더라도 기초연구의 결과를 바탕으로 환자 샘플로 신약후보물질의 효능을 실험하는 등 치료법을 개발할 수도 있다.

반대로 연구실을 운영하는 의사는 관심 질환의 특징을 밝혀내기 위해 환자의 조직 샘플을 대상으로 실험을 한다. 환자의 샘플에 대한 생명정보학적 분석을 실시하기도 한다. 이때 사용되는 분석은 그 분야를 전문적으로 하는 다른 전공의 연구자와 협력하여 진행할 수 있다. 연구의 대부분은 협력이 꼭 필요하며, 매우 다양한 형태로 이루어지기 때문에 의사의 역할을 한마디로 정의하기 어렵다. 의사는 기초 분야에 직접 뛰어드는 능동적인 연구자이자, 중개연구에서 인체와 다른 기초연구 사이를 이어주는 안내자다.

의사는 환자 샘플을 가지고 기초연구의 결과를 인체에서 검증하거나 치료법을 개발하고, 기초의학의 새로운 가설을 발굴하기 위해 환자의 샘플을 분석한다. 환자 샘플 자체를 중심으로 좀 더 공학적인 연구를 진행할 수도 있다. 한 심포지엄에서 인상적으로 본 연구가 있다. 해당 연구는 여러 명으로부터 장내미생물 샘플을 추출하여 실험실에서 다양한 특성을 조사한 뒤, 특정 치료 목적에 가장 적합한 균주를 골라내는 순으로 진행되었다. 인체 샘플을 바이오 의약품을 발굴하는 보물창고로 본 것이다. 이 같은 연구는 상대적으로 적지만, 의사가 주도할 수 있는 특별한 형태의 연구다.

연구소에서 일하는 의사는 다양한 분야의 연구자와 적극적으로 협력하며, 독창적이고 활용도가 높은 연구를 할 수 있다.

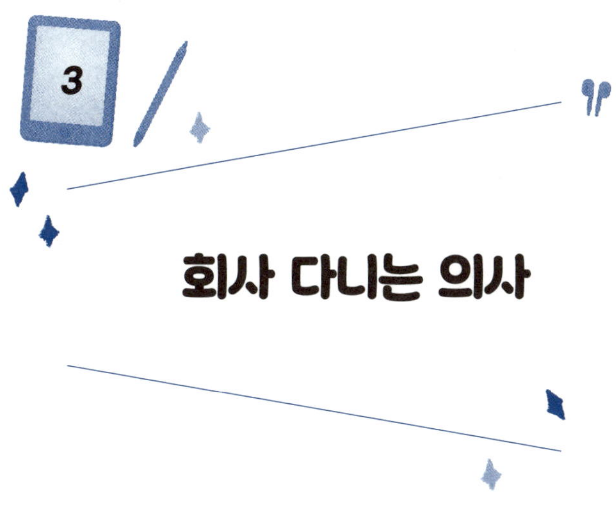

회사 다니는 의사

의학은 그 어떤 학문보다 사람과 밀접한 학문이다. 삶을 건강하게 누리고 지속하려면 누구든 의학을 접하지 않고 살아갈 수 없다. 따라서 의료기관만이 아니라 다양한 분야에서 의학은 엄청 중요하다. 특히 바이오, 헬스케어 등 메디컬 분야는 아주 큰 시장을 가지고 있다. 의학을 공부하고 의사 면허증을 딴 의사 가운데 일부는 병원이나 연구실을 벗어나 비즈니스의 세계에 뛰어들기도 한다. 회사에 다니는 의사(의사 면허 소지자)의 수는 그리 많지 않다. 연세대학교 의과대학에서도 한 학년에 많아야 2~3명 정도가 의사가 아닌 길을 택하고 있다. 다른 학교의 의대생은 그 비율이 상대적으로 더 적다. 회사로 간 의대생은 어떤 일을 할까?

첫 번째는 본래 전공인 의학을 살려 제약회사에서 일한다. 주로 약에 관련된 의학적 근거를 검토하고, 승인하는 일을 한다. 이들을 메디컬 어드바이저Medical Advisor라고 하며, 약을 테스트하는 임상시험부터 약 광고에 대한 의학적 검토 등을 담당한다. 실제 해당 약을 처방하는 의사들과의 커뮤니케이션, 직위에 따라 마케팅 업무를 함께하기도 한다.

바이오 기업, 헬스케어 기업에서도 전공을 살려 다양한 업무를 맡는다. 이들은 의료 기술 자문, 약물 안정성 검증 등 전문적인 의학적 지식이 필요한 일을 담당한다. 최근에는 의료 AI 기업이 증가하고 있어 해당 기업에서 근무하는 의사 출신이 점점 늘고 있다. 루닛이라는 의료 인공지능 기업에서는 영상의학과 전문의들이 AI의 영상학습을 지도하고 도움을 주는 역할을 하고 있다.

두 번째는 기업을 만드는 창업가다. 대부분 메디컬 계열의 기업을 만든다. 의사 출신 창업가들은 메디컬 분야에서 다른 사람에게 없는 장점을 가지고 있다. 의학을 공부하여 의사 면허를 딴 전문성, 의사 면허가 꼭 필요한 이 분야의 법률적 제도, 주변 의업 종사자들과의 네트워크가 폭넓다는 장점이 있다. 이런 장점을 충분히 활용하여 좋은 기업을 만들고, 더 나은 세상을 만들기 위해 앞으로 나아간다. 한국의 디지털 치료제 시장의 선두에 서 있는 웰트, 비대면 진료 플랫폼 시장을 개척하고 있는 메라키플레이스 등이 그렇다. 의과대학에서 교수 가운데에도 임상 경험을 바탕으로 창업하는 경우가 있다. 의사 출신 메디컬 분야의 창업가들은 병원 안팎에서 인류의 생명 연장과 삶의 질 향상이라는 문제를 기업을 운영함으로써 해결하고자 노력한다.

세 번째는 의학과 전혀 다른 전문성을 갖추고 본인만의 특별함을 만들어나가는 사람들이다. 로스쿨에 들어가 변호사가 되는 사람, 의학 전문 기자가 되는 사람, 컨설팅 회사에 들어가 컨설턴트가 되는 사람, VC(벤처캐피털 회사)에 들어가 투자자가 되는 사람 등 다양한 분야에 종사한다.

의학이라는 배경을 발판 삼아 나아가는 사람도, 완전히 낯선 환경에 자신을 던지는 사람도 있다. 이들의 공통점은 자신이 어떤 사람인지 스스로에게 끊임없이 질문을 한다는 점이다. 이 책을 읽고 있는 예비 의대생도 자신이 어떤 사람인지, 왜 의학을 공부하고 의사가 되고 싶은지, 어떤 일을 할 때 즐거운지 스스로에게 질문을 던져보면 좋겠다.

한 권으로 끝내는
의대 수업의 모든 것

화학과 생물에서 해부와 임상까지, 의대 과목 길잡이

1판 1쇄 인쇄 | 2025년 11월 17일
1판 1쇄 발행 | 2025년 11월 24일

지은이 | 연세대학교 의과대학 ARMS

펴낸이 | 박남주
편집자 | 박지연
디자인 | 남희정
펴낸곳 | 플루토

출판등록 | 2014년 9월 11일 제2014 - 61호
주소 | 07803 서울특별시 강서구 마곡동 797 에이스타워마곡 1204호
전화 | 070 - 4234 - 5134
팩스 | 0303 - 3441 - 5134
전자우편 | theplutobooker@gmail.com

ISBN 979-11-88569-93-9 03510

- 책값은 뒤표지에 있습니다.
- 잘못된 책은 구입하신 곳에서 교환해드립니다.